Ueber
A n g i n a.

Von

Dr. *Wilhelm Sachse.*

((Aus dem zweiten Bande der Med. chir. Encycl. besonders abgedruckt.)

B e r l i n,
b e i J. W. B o i k e.

1 8 2 8.

ANGINA, nennen wir jede sich durch ihre bekannten Zeichen, Geschwulst, Schmerz, Röthe und Hitze, kund gebende Entzündung des gemeinschaftlichen Vorhofes der Schling- und Athmungs-Werkzeuge (Isthmitis), oder dieser selbst, vom Hintermunde bis zum Magen, und vom Kehlkopf bis zur Lunge, wodurch das Schlucken und Athmen, von geringer Hinderung bis zur Unmöglichkeit, beeinträchtigt wird.

Diese Definition schliefst also alle Entzündungen benachbarter Theile aus, die entweder mechanisch oder durch Nervenreiz, das Athmen und Schlingen stören können, z. B. Glossitis, Angina Parotidea, Ang. thyroidea, Ang. pectoris, Ang. cardiaca, Ang. dentaria, Ang. devia, Ang. thymica, Ang. hyoidea, Ang. vertebralis, Ang. spasmodica, convulsiva, Bronchitis und Dysphagia.

Zeichen.

Gewöhnlich gehen, einen oder einige Tage vor dem Ausbruch, Empfindungen vorher, die eine Reizung und Anschwellung der Schleimdrüsen im Halse andeuten, ein Gefühl von Völle, von kleisterartiger Beschaffenheit und viele Reizung zum Niederschlucken. — Dann finden wir Hitze, Geschwulst, Röthe und Schmerz an den Theilen, welche den Rachen bilden, mehr oder weniger, unserm Auge, unserm Finger, dargestellt oder durch Schilderungen der Kranken versinnlicht. — Ihnen gesellen sich dann die Zeichen hinzu, welche durch Störungen der Functionen der verschiedenen leidenden Theile hervorgebracht werden, und die, welche das von der entzündlichen Reizung hervorgebrachte Nervenleiden und endlich das verbundene Fieber darbieten. Aber diese Zeichen sind sehr verschieden, je nachdem einzelne oder mehrere Theile des Halses von der Entzündung ergriffen sind, je nachdem Körper, Constitution, epidemische und andere Verhältnisse dem Fieber einen verschiedenen Charakter geben. Dies legt den Grund zu wesentlich wichtigen

Eintheilungen,

(welchen ich sogleich einige diagnostische Bemerkungen hinzufügen werde).

1) In Rücksicht der leidenden Theile. Zeigt uns auch die Nachbarschaft dieser Theile, in den meisten Fällen einen allgemeineren Uebergang der Entzündung, so giebt es doch auch viele, wo ein Theil hervorstechend leidet, und da wir aus dieser Oertlichkeit wichtige Heilregeln ableiten, so darf die Unterscheidung nicht fehlen. Der Unterschied in den Wegen des Schlingens und der zum Athmen dienenden Theile ist in Rücksicht der Zeichen und Behandlung am beträchtlichsten.

a) Entzündung des hängenden Gaumens.
Ang. palatina. Hyperoitis.

Sie wird besonders beobachtet, wenn eine catarrhalische oder brandige Entzündung der *Schneider*schen Membran der Nase, sich über das Velum pendulum palati ausbreitet — Bei der catarrhalischen sehen wir diese Erscheinung häufig, die brandige ist selten, aber doch von *Oswald* zu Sagan, so schrecklich beobachtet, daſs der ganze Bogen zwischen den Mandeln und Zäpfchen dadurch ausgefüllt und jedes Niederschlingen gehemmt war. — Auch in der rheumatischen Entzündung scheint das Gaumensegel vorzüglichst ergriffen zu seyn. — Hier ist sehr lästige Spannung und unverständliche Sprache.

b) Entzündung des Zapfens. *Ang. uvularis.* Uvulitis. Cionitis. Staphylitis. Niedergeschossene Hück.

Keine Entzündung ist mit einem so widrigen Kitzel im Halse verbunden und zwingt zu so öfterem Niederschlucken. Sie ist gleichfalls am häufigsten catarrhalischen Ursprungs, und verdient besonders in ihren Folgen eigenthümliche Aufmerksamkeit.

c) Entzündung der **Mandeln**. *Ang. tonsillaris.* Tonsillitis. Antiaditis. Antiades. Antiadoncus inflammatorius. Paristhmitis.

(Sorbait Misc. Nat. Cur. Dec. I. An. 2. p. 31. — *Seger* an 9 u. 10 p. 246).

Keine der Entzündungen des Hintermundes offenbart sich so sehr durch äufseres Gefühl, keine bewirkt so leicht Schmerzen im Ohre, keine geht so leicht in oberflächliche oder innere Eiterung und dringt so eiternd auch nach aufsen durch, keine läfst so gut eine örtliche Behandlung zu, und keine wird so leicht chronisch. Merkwürdig ist es, dafs dies alles mehr an der linken als an der rechten Seite geschieht. [In 12 Fällen 11 mal an der linken (*Kopp*)].

d) Entzündung des Kehldeckels. *Ang. Epiglottidea.*

Diese Entzündung steht in der Mitte zwischen Angina Pharyngea und Laryngea, weil der Kehldeckel zum Schlukken wie zum Athmen dient und hier deswegen beide Functionen besonders erschwert werden. Gehört die Epiglottis auch nicht zu den sichtbaren Theilen, so wird sie es doch durch ihre entzündliche Anschwellung, die man hinten an der Zunge wie eine grofse Wulst erblickt, ja wie eine männliche Eichel hervorragen sah. Man sehe darüber: Ev. *Home*, Cases of inflamm. and swelling of the epiglottis in Transact. of a Soc. for the Impr. of Med. and Chir. Knowledge. Vol. 3. p. 268.

Sitzt die Entzündung im Anfange des Oesophagus, so können die Kranken Flüssigkeiten ziemlich leicht verschlingen, festere Sachen aber gar nicht. Bei der Angina Epiglottidea hingegen, treibt der Husten auch die kleinste Masse des Getränks sofort durch Mund und Nase wieder zurück. Feste Nahrungsmittel aber gleiten hinab, weil sie den Kehldeckel niederdrücken, da dies Flüssigkeiten nicht können, so gleiten sie in die Luftröhre und machen sogleich den Krampfhusten, oder sofortige Erstickung, wie bei *Morgagnis* Zimmermann, der in dem Augenblick starb, als er mehr Wasser wie vorher auf einmal verschlingen wollte, und bei dem die Section zeigte, dafs der Kehldeckel der vorzüglichst ergriffene Theil war. Die ihn umkleidende Haut war an beiden Flächen und Seiten geschwollen, an einigen scharlach an andern braunroth. Die Luftröhren-Haut war zwar auch röther und geschwollen, aber doch nicht so, dafs die Rima-glottidis dadurch verengt worden wäre.

e) Entzündung des Schlundes. *Ang. Pharyngea, Oesophagitis.*

Ist ungleich seltener, als die übrigen Arten. Gewöhnlich wird sie, aber mit Unrecht, im Kapitel von der Dysphagie abgehandelt, welche häufig ohne alle Entzündung, theils spastisch ist, theils von mechanischen Ursachen hervor gebracht wird. — Die Oesophagitis ist gemeiniglich mit heftigem Fieber verbunden, mit heftigen Schmerzen an einer Stelle des Schlundes, der besonders auch im Rücken, und vorzüglich beim Schlingen im Liegen, oder wenn man die Unterhalsgegend drückt, oder in den Nacken klopft, bemerkbar wird, von der Mitte des Halses an, bis zum 9ten Rückenwirbel, weil diese Entzündung nicht oberflächlich zu bleiben, sondern tiefer in die Schlundmuskeln einzudringen pflegt. Die Nahrungsmittel werden ziemlich leicht verschlungen, so wie sie aber an die entzündete Stelle kommen, können sie nicht weiter, sondern werden durch Mund und Nase zurückgeworfen, und immer mit Schleim gemischt, mit um so mehrerem, je tiefer die Entzündung sitzt, dieser tiefere Sitz offenbart sich auch durch die Tiefe der Schmerzen zwischen den Schulterblättern. Während des Verschlingens haben die Kranken das Gefühl, als wolle der Bissen eine andere Richtung nehmen, sie reiben und ziehen sich dabei den Hals, als wollten sie das Schlingen dadurch befördern, und wirklich pressen sie so zuweilen auch einen Theil der Speisen mit Geräusch hinunter, aber das übrige prefst ein Krampfhusten bald mit Gewalt wieder hervor. Ein häufiger Trieb zum Aufstofsen ist sehr quälend, kommt es aber wirklich dazu, dann ist es sehr erleichternd. Die Kranken erleiden heftigen Durst, die Bewegung des Halses ist erschwert, so auch das Geraderichten des obern Rückgrads. Zuweilen ist auch der Vorderhals gespannt und geschwollen, empfindlich. — Die Schwäche nimmt täglich zu, und der Tod erfolgt oft in wenigen Tagen. Oder die Entzündung wird chronisch, macht Verdickungen im Oesophagus, Scirrhus, Vereiterungen. Selbst die mildesten Getränke werden dann wieder ausgeworfen, und so Abmagerung, Erschöpfung, Tod herbeigeführt.

Die Prunella, Herzbräune

der ältern Aerzte gehört hieher. Es ist die mehr chronische Entzündung, welche sich von der Zungenwurzel bis zu den Präcordien erstreckt, hier ein Brennen verursacht und einen weifsen Ueberzug. Auf der Zunge zeigen sich dabei zuweilen schmerzende Risse. Diese Entzündung gesellt sich oft den bösartigen Fiebern zu, und vorzüglich hat das ungarische Fieber dadurch getödtet. — Nur einmal habe ich diese Krankheit beobachtet. Anfangs hielt ich das Brennen in der Herzgrube für Zeichen von Schwämmchen, aber bald offenbarte sich die dunkle Röthe im Halse, und auf dieser die Pseudomembran.

Dies sind die Anginen der Schlingwege, von denen der Luftwege weiter unten.

Die II. Eintheilung beruhet auf die Verschiedenheit der Ursachen, z.B. Angina arthritica, rheumatica, venera, exanthematica u. s. w.

Die III. Eintheilung in Rücksicht des Fiebers, ist die wichtigere für die Praxis, weil das die Entzündung begleitende Fieber auch die Heilung vorzüglich bedingen mufs.

1) *Angina inflammatoria,* im eigentlichen Sinne des Worts A. exquisita.
2) *Angina Catarrhalis.*
3) *Ang. biliosa.*
4) *Ang. putrida.*
5) *Ang. intermittens.*

Die IV. Eintheilung in Rücksicht der Dauer.

1) *Angina acuta.*
2) *Ang. chronica.*

Erscheinungen und Verlauf der Bräunen mit Entzündungs-Fieber.

Selten herrschen sie bei uns epidemisch; meistens werden junge, kräftige, vollsaftige, gut genährte Menschen, im

Winter oder Frühling, während einer entzündlichen Constitution, oder nach ausgebliebenen gewohnten Blutflüssen, bei scharfen Nord- und Ostwinden ergriffen. Starker, kurzer Frost und grofse Hitze pflegen den Anfang zu machen, und gleichzeitig ein heftiger, stechender, brennender Schmerz im Halse, der zuerst gewöhnlich nur einen Theil ergreift, aber sich bald über mehrere verbreitet, jedoch öfter zuerst nur an einer Seite des Halses beginnt, wo dann die Entzündung tiefer in die Muskeln einzudringen pflegt, so dafs nicht blofs das Sprechen, sondern auch das Schlingen sehr erschwert wird, und der dadurch erregte Schmerz dem Laufe des Muskels folgt. Wenn die Kranken dabei auch den Schmerz nicht klagen, so zeigt er sich doch durch das jedesmalige oder öftere Aufziehen der Stirn und Augenbraunen, und das erschwerte Schlingen zeigt sich durch das dabei erfolgende Herabdrücken des Kinns an den Hals. Der Schmerz wird bei mehreren besonders rege, wenn der Mund weit geöffnet werden soll. — Der Puls ist hart und voll, Fieber und Schmerzen vermehren sich Abends. Besonders heftig und sichtbar sind die Pulse an den Halsadern. Die Adern des Gesichts, unter der Zunge, besonders aber in den leidenden Organen, schwellen auf, daher ist das Gesicht gedunsen und geröthet, der hintere Mund, Zunge und Lippen sind dunkelroth. Jener ist trocken, während im Anfange, im Vordermunde noch eine lebhaftere Secretion Statt findet, und viel zäher Schleim oder Speichel dem Munde entfliefst. — Das Gefühl von Trockenheit im Hintermunde, zwingt die Kranken, ihn stets anzufeuchten, und dadurch wird nur noch mehr Schmerz beim Niederschlucken hervorgebracht. Später wird auch die Zunge trocken, und der Schmerz immer gröfser, so dafs sie beim tantalischsten (*Diemerbrock*) Durste das Schlingen vermeiden, ja aus Angst schon vorher schwitzen, weil der Schmerz so heftig wird, dafs es von örtlichen Zuckungen, ja von allgemeinen Krämpfen begleitet wird, und sich durch die *Eustach*'sche Röhre selbst zum Ohr hinein verpflanzt. — So wie der Schmerz sich vermehrt, die Hitze den Hals ausdörrt, das Fieber den Kreislauf vermehrt, theils allgemein, theils im leidenden Theil, so nimmt nun auch allmählig die Geschwulst zu. — Drückt man die Zunge nieder, so sieht man das geschwollene hochrothe Zäpfchen so verlängert, so verdickt, dafs es wie ein Wurm auf der Zungenwurzel umgebogen liegt, diese kitzelt und zum Schlingen reizt (*J. P. Wolff*, de Infl. tumore et elongatione praegranti Uvulae. Act. N. Cur. Vol. VII. p. 228) — Der ganze hängende Gaumen ist nicht nur roth, sondern man sieht daran die Adern wie ausgespritzt, seine Geschwulst erstreckt sich auch wohl nach der Nase hinein und macht ein schnaubendes Athmen. — Die Mandeln sind geschwollen, oft so bedeutend, dafs sie sich einander berühren, das Zäpfchen hinter sich zurückhalten (wodurch dann oft grofser Brechreiz erregt wird), oder es hervor pressen, so dafs es, im verlängerten Zustande, wenn wir der Beobachtung des *Marcellus Donatus* (De medica historia mirabili, 1588.) trauen dürfen, ad anteriores usque dentes hervorhing, und wenig fehlte, dafs es der Kranke nicht abgerissen hätte. (pag. 84 *b*.)

Die Geschwulst der Mandeln sieht man nicht blofs, sondern man kann sie gemeiniglich auch äufserlich fühlen, und jede Berührung, der bis zur Wallnufs-Gröfse, zu Zeiten, unter dem Winkel der Kinnbacke hervorragenden Geschwulst, ist dem Kranken schmerzhaft. — Ja sie kann so zunehmen, dafs wirkliche Erstickung davon erfolgt, wie es *Hagstroem* bei einem Kinde (l. c. p. 220) unter Convulsionen beobachtete. — Nicht nur die Mandeln fühlt man oft äufserlich geschwollen, sondern auch die benachbarten Drüsen und andere in Mitleidenschaft gezogene benachbarte Theile.

Innerlich sieht man nun die Mandeln entweder hochroth, ja glänzend und gleichsam wie mit einem Netz überzogen; so weit sind ihre entzündeten Mündungen von der Geschwulst ausgedehnt; oder sie sind bei der exsudativen Entzündung ganz mit einer weifsen plastischen Lymphe, oder mit verdicktem Schleim bedeckt. Oder diese Bedeckung sitzt nur in ihren Gruben, während das übrige roth geblieben, und man hat sich zu hüten, diese Bedeckungen, als Folgen der Exsudation, nicht für Geschwüre zu halten. Diese Vertiefungen in den Mandeln kannten schon, am Ende des 15ten Jahrhunderts, *Fallopius* und *Joubert* (De affectibus thoracis, Cap. 2.), und hielten sie für entzündete Mündungen der Ausführungsgänge. Der Letztere fügt bestimmt hinzu: *De tumescentibus glandulis, illa (foramina) mox obliterantur.* — *Stoll* (De angina, pag. 9) eiferte schon darüber, daſs man die Bräune, wo sich ein weiſser Ueberzug zeigte, Angina suppuratoria spuria nenne, da hier doch nichts weiter vorhanden sey, als eine kritische Ausscheidung des phlogistischen Serums, man könne diese Haut leicht mit Gurgelwassern, Finger, Spatel, entfernen. Zu oft habe ich aber auch auf den entzündeten Mandeln wirkliche Geschwürchen beobachtet, als daſs ich mich nicht wundern sollte, wie unser groſser *Reil* sie übersehen konnte, und nicht anführen sollte, wodurch man sie von jenen mit Schleim angefüllten Vertiefungen unterscheiden kann. Zuvor will ich bemerken, daſs sie schon *Aretaeus* kannte und von den brandigen Geschwüren unterschied. Er sagt (l. c. Cap. IX.): *Ulcera in tonsillis fiunt aliqua mitia, familiaria, non laedentia. Aliqua aliena, pestifera, necantia. Mitia quidem sunt munda, exigua, non alte descendentia, non inflammata, dolorem non excitantia. Pestifera sunt lata, cava, pinguia, quodam concreto humore albo, aut livido aut nigro sordentia.* — Sind diese Ulcuscula nun auch nicht so milde, nicht so schmerzlos, als *Aretaeus* meint, so ist die Unterscheidung von den brandigen doch richtig angedeutet.

Sie entstehen als kleine gelbe Krätz-Pusteln, die bald platzen, ganz oberflächlich bleiben, bevor sie platzen, oft nicht wenig brennen, aber doch keinen üblen Geschmack im Munde, keinen stinkenden Athem verursachen, sich selbst dann, wenn viele da sind und sich in eine Fläche vereinigen, noch milde verhalten, nicht in die Tiefe fressen, keine graue, pappartigen Stellen bekommen, sondern vielmehr die Quellen des weiſsen Ueberzuges werden, der entweder die ganze Drüse, aber keinesweges borkenartig, sondern wie mit einer Pseudomembran bedeckt, oder doch noch viele rothe Stellen zwischen sich läſst. Nach der Trennung dieser weiſsen Decke erblickt man dann eine hochrothe sehr empfindliche Fläche, oder wo jene Decke sich gar nicht bildete,

bildete, oft eine sehr empfindliche Erosion der ganzen Mandel. — Dies ist die oberflächliche, gutartige, mit der inflammatorischen Bräune verbundene Eiterung, die uns *Grant* in seiner 6ten Observation unter der Benennung Ang. erysipelatosa p. 120 beschreibt, wo er mit den Mitteln gegen die faulichte Bräune nicht ausreichte, wo ihn Fieber und Härte des Pulses zum grofsen Aderlafs führte. — Dies ist die oberflächliche Eiterung, die *Störk* (l. c. p. 140) beschreibt und Angina mucosa nennt; die *Chambon de Montoux* (Kr. Gesch. und Leichenöffn. 1791. p. 282) in Paris innerhalb 10 Tagen bei 5 Kindern, freilich in einem gelinderen Grade, beobachtete, wogegen er doch aber antiphlogistisch verfahren, sogar aderlassen mufste. Dies ist die Erosion, die dann entsteht, wenn der Scharlach die Haut verläfst, und wie es die, plötzlich hochroth werdende Zunge zeigt, zum Munde hinein geht, da noch oft grofse Halsbeschwerden verursacht, wo sie früher sehr geringfügig waren; dies sind endlich die Pusteln, die man auch bei milden besonders habituellen Catarrhal-Bräunen beobachtet, die ich früher für Schwämmchen hielt. — Merkwürdig ist es, da *Joubert* diese wirklichen, oberflächlichen Eiterungen schon kannte, dafs man doch bisher so wenig davon geredet hat. — Sie sind es, die in geschwächten, zur Fäulnifs disponirten Körpern, bei Luftbeschaffenheiten, welche faulichte Verderbnisse begünstigen, so leicht zur Brandbräune führen können. — Nach dieser aus der Natur geschöpften Unterscheidung, wird sich der Streit am besten schlichten lassen; ob und wo, bei Schwärungen im Hintermunde, zur Ader gelassen und antiphlogistisch verfahren werden dürfe oder nicht; — ferner wird man es einsehen, warum in derselben anginösen Scharlach-Epidemie bald die acute oberflächliche Eiterung, bald die typhöse brandartige vorkommen könne, je nachdem das Subjekt dazu geneigt; wie jene in diese übergehen, und beide oft nur graduell verschieden seyn können.

So wie sich nun alle oben beschriebenen Entzündungs-Zufälle mehren, vermehrt sich auch ihr Gefolge, die Sprache bleibt wegen der Geschwulst kaum verständlich, wird ganz nasal, breiartig. Das Gehör wird schwach, weil die *Eustachi*'schen Röhren verstopft werden. Die Luftwege werden beengt, selbst wenn sie auch nicht eigenthümlich litten, daher ist die gröfste Beklemmung und Unruhe vorhanden, die Kranken können kaum anders als aufrecht sitzend athmen. — Vermeiden sie des Tags das Niederschlucken auch noch so sehr, so zwingt das Gefühl von Trocknifs, von Steifheit, vom Brennen im Halse, den von Müdigkeit Ueberwältigten, im halben Schlummer niederzuschlucken, dann fahren sie mit Zusammenzucken über die Heftigkeit der Schmerzen auf, und jeder Schlaf ist verschwunden. Sey es nun, dafs die so sehr geschwollenen Theile den Rückflufs des Bluts vom Kopfe hindern, oder dafs die entzündliche Reizung mehr Blut herbeilockt; die Strangulations- und Congestions-Zufälle werden immer gröfser, die glänzenden gerötheten Augen ragen hervor, das rothe Gesicht, die Lippen werden braun und blau, die mit ergriffene geschwollene, wohl schwarze und trockene Zunge dringt zwischen den Zähnen hervor (*Fr. Hoffmann*). Stete Unruhe treibt die Kranken umher, oder sie liegen wie sinnlos und schnarchend da, ja man sah (*Legner* bei *Kausch*, Mem. 3. p. 164), dafs sich wegen zu grofser Heftigkeit der Entzündung, ein Trismus einstellte, der nur grofsen Blutausleerungen wich. Alle Zufälle des Entzündungs-Fiebers sind vorhanden. Verstopfungen vermehren die Congestionen, der Kopf schmerzt. Der Urin ist hochroth oft dick und trübe, die Haut trocken oder mit kaltem Angstschweifs bedeckt, die in andern Krankheiten so wohlthätigen Morgen-Remissionen werden hier kaum empfunden, weil des Nachts der Mund offen gehalten, und so Schmerz und Trocknifs vermehrt wurden etc.

Dies ist das Bild einer heftigen inflammatorischen Bräune, deren Zufälle immer gelinder zu seyn pflegen, wenn nur die drüsigen Theile allein leiden.

Ausgänge.

Je dringender die Zufälle sind, je rascher wird auch der Arzt eingreifen, um bald

1) die Zertheilung der Entzündung zu bewirken.

War die Entzündung nicht gar zu heftig, so dauerte, während im Hintermunde Trockenheit herrschte, im Vordermunde vermehrte Absonderung eines zähen Speichels fort. Diese Absonderung vermehrt sich oft bei der günstigen Zertheilung so, dafs eine förmliche Salivation daraus wird. *Carl Plenziz* der jüngere sagt uns von einer höchst inflammatorischen Bräune: dafs sie sich in 2 Tagen durch eine, der mercurialischen gleiche Speichelung, entschieden habe (l. c. p. 224). *v. Swieten* (Constit. epidemicae p. 293) sah dasselbe vom blutigen Auswurf, und *Sims* sagt (l. c. p. 54): am 5ten oder 6ten Tage erreichte der Auswurf, der schon etwas früher angefangen hatte, eine solche Höhe, dafs die Kranken sich gezwungen sahen ihren Kopf vorwärts zu halten, um eine grofse Menge klaren Wassers auslaufen zu lassen. Sobald er sich zeigte liefsen alle Zufälle nach. Nur in wenigen Fällen erfolgte diese Salivation nicht. — Auch mir sind Fälle vorgekommen, wo der zäheste Schleim, mit Erleichterung, anhaltend den Lippen entzogen werden mufste. Zuweilen erfolgte ein Auswurf der obbeschriebenen plastischen Lymphe in gröfseren oder kleineren Stücken, womit die Mandeln bedeckt waren, oft räuspernd, ja würgend bis zum Erbrechen. — In andern Fällen erfolgen Verminderungen des Fiebers und der Hals-Zufälle, während kritische Schweifse, Urin, Blutungen, Stuhlgänge eintreten.

Zuweilen bleiben selbst nach der Zertheilung jene kleinen oberflächlichen Geschwürchen zurück, wovon ich eben geredet habe, wenigstens beobachtete sie *Ranve* in Copenhagen (Adnotata medico pract. 1779).

Wurde aber die Bräune im Anfange vernachläfsigt, oder war sie vorher schon einmal in Eiterung übergegangen (*Sims* p. 53), so endigt sie sich, wenn der Zertheilungs-Termin verstrichen ist, in einen Abscefs der Mandeln (*Angina ulcerosa*).

Hier remittirt dann das Fieber mehr, der anhaltende Schmerz weicht, oder wandelt sich vielmehr in einen flüchtig durchfahrenden stechenden um, dennoch bleibt der Mund oft so verschlossen, dafs man kaum einen Löffel einbringen kann, oder läfst er sich öffnen, läfst sich die geschwollene Zunge niederdrücken, so erscheint die eine Mandel ungemein grofs, die obbenannten Vertiefungen scheinen gleichsam verstrichen, man bemerkt eine gröfsere Dünnhäutigkeit, eine bleichere, später in das marmorirt bläuliche übergehende Farbe, und der Finger entdeckt, wenn er so weit eindringen kann, deutlich eine Schwappung. Ja selbst mit der Sonde kann man diese zuweilen entdecken. Das Schlucken wird immer empfindlicher, und um so mehr, je mehr das Gefühl vom Vorhandenseyn eines fremden Körpers zunimmt; die Sprache ist gar nicht mehr zu verstehen, die Töne scheinen allein vom Gaumen herab zu kommen; beim forcirten Schlingen werden die Schultern hoch in die Höhe gehoben, der Kranke zuckt dabei zusammen, und hat das Gefühl im Ohre, als ob sich eine Klappe öffnete, oder als ob es darin knisterte; der stechende Schmerz wird allmählig klopfend, die Congestions-Zufälle vermehren sich, die Angst nimmt zu, das Fieber nimmt dagegen ohne kritische Ausleerungen ab, es erscheint ein öfteres Frösteln, und so geht unter diesen Erscheinungen die Bräune in 4 bis 7 Tagen in eine Eiter-Geschwulst bis zum Durchbruch über. Die Masse des Eiters ist selten wahrzunehmen, weil gewöhnlich auch davon verschluckt wird. *Gilibert* sah am 7ten Tage 3 Unzen ausleeren. — Je später der Durchbruch erfolgt, oder durch Kunst bewirkt wird, je mehr zeigt sich auch äufsere Geschwulst, und die Materie arbeitet sich zuweilen sowohl nach aufsen als nach innen durch. *Dodonaeus* (Obs. med. p. 192. 93) beobachtete einen solchen Fall, der Kranke, der schon arescente corpore, pallente jam facie, ac vertentibus oculis von seinen Aerzten aufgegeben war, wurde durch einen äufsern Einschnitt, der vielen Eiter gab, gerettet. In solchen Fällen pflegt dann der Eiter unerhört zu stinken. *Douynet* und *Lan-Franc* sahen davon die Umstehenden ohnmächtig werden, oder das Zimmer eiligst verlassen. Jede Entleerung des Eiters macht den Kranken frei von aller Pein! jedoch zuweilen nur auf kurze Zeit. Selten brechen beide Mandeln zu gleicher Zeit auf, gewöhnlich platzt die zweite 24 oder 48 Stunden später, oder so wie die Vereiterung der einen vollendet ist, entspinnt sie sich auch an der andern Seite, doch mit weniger bedenklichen Zufällen, bis auch diese, nach drei bis vier Tagen, platzt. Ich beobachtete ein junges Frauenzimmer, welches, alle Jahre ein oder zweimal, von der Bräune ergriffen wurde, und es kaum je erlebt hatte, dafs die Eiterung verhütet wurde. Ich gab mir alle Mühe, als ich ihre erste Bräune behandelte, die Entzündungs-Geschwulst zu zertheilen, aber vergebens! nun sagte mir die Kranke, dafs zuversichtlich auch die linke Mandel eitern würde, weil das bisher immer der Fall gewesen, und ihre Vorhersage traf richtig ein.

So wie die Neigung zur Eiterung bei einzelnen Menschen vorkommt, so zeigt sie sich zuweilen in ganzen Epidemieen, wie das *Hagstroem* 1790 in Stockholm beobachtete. Nicht blos nach innen, sondern oft auch nach aufsen am Halse brachen die Abscesse auf, und ergossen lange viel stinkende Materie (Neue Schwed. Abhandl. II. Bd. p. 219). *Gilibert* konnte sie trotz der Aderlässe bei 6 Kranken nicht verhüten (Samml. pract. Beob. 1792. p. 393).

Mit der Entleerung des Eiters ist in der Regel alles gehoben, zuweilen bleibt doch aber eine Fistel-Oeffnung zurück, besonders wenn sich der Abscefs oben in der Mandel geöffnet hatte, die sich dem Gesichte zeigt, oder durch heftige Schmerzen nach dem Essen, wenn Speisen in die Oeffnung eingedrungen, offenbart. So ist auch eine Neigung zum Räuspern vorhanden, der Schmerz läfst es aber nicht zu. — Das Athmen ist gewöhnlich ganz frei. Hier bleibt das Schlingen noch immer schwer, ja zuweilen vergeht auf kurze Zeit die Stimme. *Collomb* sah eine solche Fistel 4 Wochen dauern (Med. Chir. Werke II Bd. S. 332).

Langwierige Geschwüre, nach einer Ang. suppuratoria, beobachteten: *Zwinger* (Theatr. Prax. med. P. 1 p. 53) und *Daniel Fischer* (*Büchner* Miscellanea P. 1 p. 1418), dafs sie nicht etwa venerisch waren, zeigte ihre Heilung mit balsamischen Mitteln.

Zuweilen bleibt noch längere Zeit eine Nasensprache zurück, wie das unser *Sam. Gottl. Vogel* beobachtete (Handbuch IV. p. 138), sie verliert sich aber nachher von selbst. Zuweilen auf einige Zeit gänzliche Verstummung [Bulletin de l'Ecole de méd. An 3. 1807. p. 70 (Sie wich der Moxa in der Gegend der Nackenwirbel)]. Einen tödlich abgelaufenen Fall schilderte sehr gut *Lossius*, Obs. med. 1672. p. 97.

So häufig eine Eiterung der Mandeln als Folge der Entzündung des Hintermundes vorkommt, so selten beobachtet man sie an andern Theilen, indessen hat doch schon *Dodonaeus* (l. c. p. 278.)

Einen Abscefs in den faucibus

beobachtet: Ein Mann, bei dessen Bräune man nichts von einer Eitergeschwulst sehen konnte, warf alles wieder aus, was er geniefsen wollte, kaum konnte er noch athmen, sprechen gar nicht mehr. Da halfen keine Aderlässe, keine Schröpfköpfe etc., man bereitete ihn zum Tode; auf einmal stürzte eine solche Menge von Eiter hervor, dafs der Kranke davon beinahe erstickt wäre. — *Gartshore* beobachtete einen solchen Abscefs tiefer herunter, und auch *A. G. Richter* beobachtete eine Angina pharyngea suppuratoria. (Bemerkungen I. 172). — Bei einer Kranken, die *Stalpart van der Wiel* beobachtete, platzte der Abscefs erst, als sie 9 Tage ohne Essen und Trinken gelebt hatte, und blofs mit nährenden Clystiren erhalten war (Obs. Rar. Lugd. B. 1687. p. 103). — Ja so spät zerplatzen die Abscesse in diesen dehnbareren Theilen erst, dafs *Joh. Tieng* eine Frau 20 Tage lang blos mit Milch- und Eier-Clystiren am Leben erhalten mufste, bis der Abscefs platzte (*Forest* Obs. med. p. 168). Bei den Abscessen, die sich in der Angina pharyngea bilden, folgen leicht Eiter-Versenkungen in den Häuten zwischen den Muskeln, woraus man denn Caries in den Wirbelbeinen entstehen sah. (S. *Richter* l. c.).

Den Uebergang in Brand.

Cullen bezweifelt zwar diesen Uebergang, mufs aber doch zugestehen, dafs sich zuweilen einige brandige Borken im Schlunde zeigen. §. 296. Wir werden im Capitel von der Angina gangraenosa zeigen, dafs in ganzen Epidemieen diese Neigung zum Brande vorherrschend war. Auch in neueren Zeiten wurden Uebergänge in Brand aus dem heftigsten Grade der scarlatinösen Halsentzündungen beobachtet. S. *Wittmann* in den Rheinischen Jahrbüchern V. B. 3. St. p. 60. Hier fühlen die Kranken dann weniger Schmerzen, können besser schlingen, aber dagegen sieht man im Schlunde die brandigen Zerstörungen, alle Zufälle nehmen den typhösen Character an, bis noch Rettung gelingt, oder

der Puls immer schwächer wankender wird, die Gliedmassen erkalten und der Tod erfolgt.

Uebergang in Verhärtungen (*Angina scirrhosa*).

Nicht selten war die Ueberfüllung der leidenden Organe mit Blut so grofs, der Absatz plastischer Lymphe, im innern und äufsern, so stark, dafs wir eine 4 ja 8fache Vergröfserung, vorzüglich der Mandeln und des Zäpfchens, beobachteten. Besonders ist dies leicht bei denen der Fall, bei welchen die Entzündungen öfter zurückkehren, oder bei scrofulösen Subjecten, oder bei den Kranken, welche sich zu früh der zusammenziehenden Gurgelwässer bedienten. Ausser dafs sie kleine Schling-Beschwerden verursachen, sind sie unschädlich und verdienen den Namen scirrhus gewöhnlich nicht, indessen hat man doch auch Fälle dieser bösen Art. So sah *Hirschel* (Briefe p. 96) die entzündet gewesene rechte Mandel bis zur Gröfse eines Hühnereies wachsen, durch Oleum tart. p. deliq. zum Theil abfallen, aber doch wieder wachsen und tödten.

Die Erkennung dieser Vergröfserungen und Verhärtungen verschafft der blofse Anblick, aber dennoch sind sie verschiedenartig, worüber unten mehr gesagt werden wird.

Uebergang in Schlundbräune.

Trotz der kräftigsten antiphlogistischen Behandlung, steigt die Bräune (unter den obbenannten Zeichen der Schlundbräune und unter Verminderung der Zufälle, im Rachen) bis zum Magen hinab. *v. Swieten* hat uns einige merkwürdige Fälle dieser Art mitgetheilt (Constitution. epid. ed. *Stollii* p. 177. 78 und 490).

Uebergänge in äufsere Halsentzündung.

Sind als kritisch zu betrachten.

Uebertragung nach den Ohrdrüsen.

Sind selten beobachtet.

Uebergang in Lungenentzündung.

J. A. Raymann: de angina in pulmonum inflammationem metaptosi Act. N. Cur. Vol. 9. p. 104. *Dodonaeus* sah 1568 viele von der Bräune befallene an Lungenentzündung sterben. *Ballonius* und *Forest* beobachteten diesen Uebergang oft. — Aber die meisten dieser Fälle mufs man auf Uebergang aus der Luftröhren-Bräune schieben. Indessen geht auch die Rachen-Bräune in Lungenentzündung über, und zwar so, dafs die anginösen Zufälle aufhören, während sich die pneumonischen entwickeln (*Schomberg* aphorismi practici 1753. p. 13. *Morgagni* Epist. 20 Nr. 56. Schon nach zweitägiger Dauer); oder sie entsteht in dem Moment wo die Rachenbräune ihren Lauf ganz vollendet hat. Es sey mir erlaubt eine Beobachtung darüber mitzutheilen.

Ein junger vollsaftiger, fetter, aber doch etwas bleicher Soldat, wurde von der Mandelbräune ergriffen, sein Arzt, selbst noch im Genesen, konnte ihn wenig sehen, und liefs ihn mit innern antiphlogistischen Mitteln behandeln, wodurch aber die Eiterung nicht verhütet wurde. Den 5ten Tag platzte die eine Mandel, den 6ten die zweite, so dafs den 7ten schon Speisen genossen, und Unterhaltungen mit den andern Kranken des Hospitals statt haben konnten. Den 8ten beklagte er sich über Beschwerden in der linken Brust, der Arzt sah ihn, fand aber jene weder so bedeutend, noch das Fieber von solcher Beschaffenheit, dafs sie einer Aderlafs bedurft hätten, beschränkte sich auf Salpeter und ein Vesicatorium. Den 9ten ging der Kranke noch von einem Zimmer zum andern, warf aber, gleich hart geronnenes Blut, ohne Mischung mit Speichel aus. — In der Nacht fing er an zu phantasiren, bekam quittengelbe Arme, und schien dem Arzte so bedenklich, dafs er die Güte hatte, mich zu der Ansicht des Patienten aufzufordern, da er selbst noch so schwach sey. — Dennoch hatte er sich selbst wieder zum Hospital begeben, wo wir vereinigt nicht wenig erschracken, als uns der Wundarzt mit der Nachricht entgegen kam, dafs es mit dem Kranken wohl bald aus seyn würde! Mit bleichem gelben gedunsenen Gesichte, stark hervorgetriebenen Augen, wie ein Erdrosselter lag er da, hob schwer und seufzend nur noch seine Brust, der Puls war nicht mehr zu fühlen, die Hände waren kalt mit Schweifs bedeckt, und der Körper besonders an der linken Seite, wie eine Quitte gelb, die Gesichtsmuskeln zuckten, der Athem setzte aus; hören konnte er noch, schlucken nicht mehr. — Schnell wurden an beiden Armen noch die Adern durchschnitten, sparsam quoll ein schwarzes dickes Blut hervor, aber in wenigen Minuten hatte der Kranke vollendet.

Bei der Section erschien, nach Zurückbeugung des Brustbeins, die linke Lunge schwarzblau, die rechte weniger. Aus der linken Brust schöpften wir 6 Unzen eines rothbräunlichen Extravasats, gerade so von Farbe und Consistenz, wie Suppe von frischen und durchgeriebenen Pflaumen; die rechte Seite, wo übrigens die Lungen auch stark angewachsen waren, enthielt nichts davon. Nachdem die Lungen herausgenommen waren, zeigte die linke ganz und gar, die rechte nur theilweise, die dunkle braunschwarze Farbe, und so ganz und gar die Leber-Consistens, dafs an Lungenzellen, an ausdringender Luft, gar nicht zu denken war, und man es kaum glauben durfte, dafs diese Umwandlung, ich möchte sagen in eine Fleischmasse, das Produkt so kurzer Zeit hätte seyn können, wenn nicht der Soldat immer seinen Dienst verrichtet hätte, ohne Klage zu führen. — Die gelbe Farbe der Haut, die wir während des Sterbens an der linken Seite vorzüglich beobachtet hatten, war jetzt so allgemein, dafs der Körper wie der gelbsüchtigste aussah. Dies veranlafste eine genaue Untersuchung der Leber, aber sie war ganz gesund, die Gallenblase gleichfalls, enthielt aber nur wenig Galle.

Was mich nun noch bei dieser Leiche besonders interessirte, war: die Oeffnungen in den Mandeln zu sehen, wodurch der Eiter ausgeleert worden. Ich fand die Mandeln nur ein wenig dicker als natürlich, und ihre sonst bei der Entzündung so erweiterten Oeffnungen für die Ausführungsgänge, im ganz natürlichen Zustande, wie einen Nadelknopf grofs, und mittelst einer feinen Sonde leicht zu durchdringen. Dagegen waren die Oeffnungen, welche den Eiter ergossen hatten, lappenförmig zerrissen, so dafs die eingesunkenen Hautstückchen sich an die innere Fläche der Drüse anlegten, aber leicht in die Höhe zu heben, so dafs die Sonde im Umfange tiefer eindringen konnte. Dies scheint nicht unwichtig für die Praxis, empfiehlt die Oeffnung mittelst eines Einstichs, der reineren, kleinern, schneller heilenden Schnittwunde wegen, und zeigt auf Vermeidung fester, krümlicher Kost hin, damit sich dergleichen nicht einsacke, und Anlafs zu längeren Eiterungen und Fisteln geben möge. Der Tod erfolgt, wie schon gesagt: durch wirkliche **Erstickung**, zuweilen am 4ten, 5ten Tage, unter Röcheln, kalten Extremitäten, zuweilen, wie ich das einmal bei einem 20jährigen Mädchen sah, ganz unerwartet. Aehnliche Beobachtungen findet man bei *Morgagni*, *Hagstroem* (S. oben), bei *Rance* (Adnot. med. pract. Havn. 1779.)

Oder er erfolgt aus der Heftigkeit der Entzündung, durch **Uebergang in Brand.** Der Hals, die Extremitäten werden kalt, die rothe Farbe wandelt sich in eine blaue um, der Puls sinkt schnell mit allen Lebenskräften, und unter den bekannten allgemeinen Erscheinungen des Brandes erfolgt das Ende.

Oder er erfolgt: **durch Uebergänge in andere Entzündungen**: der Lungen, der Luftröhre etc. (Siehe *v. Swieten* Const. epid. pag. 290). So wie überhaupt Entzündungen, in einmal ergriffenen Theilen, leicht wieder zurückkehren, wie z. B. *Pet. Frank* eilfmal eine Lungenentzündung bei einem Subjecte, ich den Wurm am Finger etc. — so kehrt auch die Halsentzündung leicht wieder, dies ist die *Ang. habitualis.* So sah ich sie bei einem Mann zuversichtlich alle 8 — 12 Wochen, bei einem jungen Mädchen alle Jahr zurückkehren, und die gröſsten Antiphlogistica konnten bei beiden die Eiterung nicht verhüten. Auch *Guiseppe Ambri* beobachtete eine *Angina periodica* (Giornale della Soc. Med. Chir. di Parma, Vol. 1. p. 14) — *Sims*, Ep. Krhten, p. 53.

Ursachen.

Die nächste ist die aller Entzündungen.

Prädisponirende: — Frühere Salivation (S. *Fr. Hoffmann*, Obs. III. p. 404). — Scrofeln. — Oeftere Bräunen. — Nördliche, hoch gelegene Gegenden, zu groſse Verzärtelung, durch zu warmes Verhalten, kindliches Alter, Pubertäts-Jahre. Doch trifft man sie auch im hohen Alter. Ein merkwürdiges Beispiel von einem 70jährigen Greise, der die heftigste Bräune überstand, siehe bei *Schenk*, l. c. p. 70. — Vieles Singen, lautes Schreien, daher häufig bei Sängern und Matrosen.

Gelegenheits-Ursachen. — Aeuſsere Verletzungen und Reizungen, z. B. von Gräten, Knochensplittern (*Storch*, Jahrg. II. p. 88. Eiterung.), um so heftiger, je länger sie verweilen (*Riedlien*, 26 Tage. Cent. I. Obs. VI.), von Steinen in den Speicheldrüsen (*Bonaveri*) und in den Mandeln selbst (*Lange*, Epist. med. T. 2. p. 57, von sehr bedeutender Gröfse, Eiterung erregend, ganz den Tophis gleich, welche man bei Gichtischen in den Gelenken findet. Eine ähnliche Beobachtung machte *Jessenius a Jessen*, S. *Schenk a Graffenberg*, Obs. med. II. p. 4). — Zahnreiz. Noch ganz kürzlich habe ich von dieser Reizung eine heftige Mandelbräune, den Mumps, und Kinnbackenklemme entstehen sehen, weil es dem Weisheitszahn ganz an Raum gebrach, es mufsten wiederholt Blutegel angesetzt werden, ehe der Mund so weit geöffnet werden konnte, dafs man einen Wangenzahn ausbrechen und so dem neuen Raum schaffen konnte. — Verrenkungen des Zungenbeins und andere Gewaltthätigkeiten, (Act. N. C. Vol. VI. Obs. 90). — Gifte, z. B. Arsenikdämpfe etc. (*Scheffler*, von d. Gesundh. der Bergleute.) — Schärfen, um damit die erschlaffte Uvula zu heben. (*Fabricius*, Hild. Cent. IV. Obs. 15.) — Giftige Luftarten. Scharfe Winde, daher epidemische Bräunen, leichte Entstehung in frisch geweifsten Zimmern (*Tulpius*, Lib. III. Cap. 41. *Fr. Hoffmann*, l. c. p. 393. 404.) — Scharfe Lungen-Ausdünstungen, von Ausschlags-Materien, Geschwüren. — Erkältungen, durch schnellen Wechsel der Temperatur (*Fr. Hoffmann*, p. 402), durch Genufs von Eis und kalten Getränken (*Hellwig*, Obs. med. p. 177: tödlich. *Diemerbroek*, de morb. cap. et thoracis, 1664. p. 226), wenn der Körper erhitzt ist, durch schnelle Entblöfsung des Halses. — Durch Arzneien, welche besonders schädlich auf den Hals wirken, z. B. Helleborus, Belladonna, Quecksilber, Arsenik. — Uebermafs spirituöser Getränke (*Bluhm* in Reval sah davon eine tödliche Schlund-Entzündung, l. c. p. 118) — Unterdrückte Salivation, Blutungen und andere zur Gewohnheit gewordene Flüsse. — Mancherlei im Körper befindliche Schärfen, Gicht, Krätze, Flechten, Venerien, Wuthgift.

Beschreibung der entzündlichen Bräunen in den Luftwegen.

Hier giebt es zwei verschiedene Arten:

1) Entzündung der Luftröhre ohne Ausschwit-

zung, *Tracheitis* (wenn auch uneigentlich!) *sicca, muscularis.*

2) Entzündung der Luftröhre mit Ausschwitzung, *Angina membranosa, Croup.*

Zwar wollte unser hoch verdienter und leider! viel zu früh verstorbener *Albers!* diesen Unterschied nicht gelten lassen, weil die Ursach und Behandlung dieselben wären. Aber es ist doch ein grofser Unterschied, ob die Luftröhre auf ihrer innern Fläche rein und frei, bei ihrer Entzündung bleibt, oder ob sich ein fremder Körper darin bildet, da sie nicht die kleinste Rauhigkeit und innere Reizung ertragen kann, ohne gleich an Krämpfen und Congestionszufällen zu leiden, und es folglich Unrecht seyn würde, wenn wir uns bei der Behandlung nicht um Wegschaffung dieser fremden Körper in der Luftröhre bekümmern wollten.

Tracheitis muscularis, profunda.

Entwickeln sich diese nicht, was man doch zuweilen beobachtet, aus den Entzündungen des Hintermundes, oder sind Mandeln und Kehldeckel nicht gleichzeitig mitleidend, wie es *Blifs* (*Rust's* Magaz. 7. Bd. S. 129) beobachtete, so bietet die Beschauung desselben auch nichts Krankhaftes dar. — Das Schlingen ist gar nicht, und nur in den spätern Perioden, höchst wenig beeinträchtigt, oder nur dann, wenn die Epiglottis mit leidet. Bei der Angina exsudatoria essen die Kranken oft Butterbrodte, oder was man ihnen sonst bietet, ohne Beschwerden. Schmerzen im Hintermunde fehlen ganz; dagegen zeigt sich bei der Tracheitis sicca gleich und plötzlich ein heftiger brennender Schmerz in der Luftröhre, der beim Bewegen des Halses, von frischer Luft, beim Schlucken und leisen Berührungen (*Dodonaeus*) noch vermehrt wird, und immer andauert. — Bei der Tracheitis exsudatoria fehlt er anfangs ganz, wie gewöhnlich bei Entzündungen secernirender Häute, oder er ist entweder nur beim Husten, Schlingen, Betastungen der Luftröhre, vorhanden, oder er ist kaum Schmerz zu nennen, ist mehr ein Zusammenziehungs- oder Erstickungs-Gefühl.

Bei der Tracheitis sicca erscheinen gleich alle Zufälle einer heftigen Entzündung, ein heftiger, sehr schmerzender, trockner Husten, Schmerzen beim Reden, so dafs es gleich heiser, undeutlich, nur flüsternd leise geschicht. Beim Croup geschicht dies nur mehr am Ende der Krankheit. Bei Tracheitis ohne Ausschwitzung hat die Entzündung, nicht wie beim Croup, in der Schleimhaut, sondern in den Muskeln und Bändern der Luftröhre ihren Sitz. Bei jeder Inspiration werden diese gedehnt, so wie die Bronchien sich erweitern, dadurch wird der Schmerz reger, die Inspiration wird daher immer abgekürzt, die Exspiration schnell beschafft, daher ist der Athem sehr kurz. Krampf schliefst die Rima glottidis zusammen, daher der erschwerte widernatürlich pfeifende Athem, hier auch mit dem, den Umstehenden so empfindlichen eigenthümlichen Croup-Ton. Das Blut stockt in der nie gehörig ausgedehnten Lunge, daher die Angst, ja der schnelle Tod! am 2ten, 3ten Tage.

Bei der Angina membranosa sind die Zufälle im Anfange gewöhnlich gelinder. Hier ist nicht gleich das starke Fieber, wie bei der Tracheitis muscularis, nicht gleich die Röthe und Geschwulst des Gesichts, nur der eigenthümliche bellende Husten macht sie reger, es kommen ganz gute Zwischenzeiten, und bliebe in denselben der Athem auch pfeifend, so können doch die Kinder dabei noch umher spielen, bis die Entzündung weiter um sich greift, die abgeschiedene plastische Lymphe, als fremder Körper wirkt, und zu den furchtbarsten Krampfzufällen in den Luftwegen Veranlassung giebt.

In der Tracheitis muscularis wird eine Pseudomembran ausgeworfen, und wäre irgend ein Schleimauswurf vorhanden, so erleichtert er nicht. Im Croup ist jener Auswurf oft erleichternd und heilend, wenn die Entzündung und das Secret nicht überhand genommen.

Die Tracheitis muscularis kommt meistens nur bei Erwachsenen vor, der Croup mehr bei Kindern. — Jene verbreitet sich mehr zur Epiglottis hinauf, dieser mehr zu den Lungen hinab, und tödtet häufig durch Bronchitis. Indessen finden wir doch auch Beobachtungen bei *v. Swieten*, wo die Tracheitis muscularis Versetzungen nach der Brust, Mitleiden der Lungen bewirkte; z. B. Constitut. epidem. p. 186, 331 und 460.

Aus der folgenden Beschreibung des Croup-Verlaufs, wird man noch mehr erkennen, worin er von der lange vor *Boerhave* bekannten, und deswegen irrig sogenannten Angina inflammatoria *Boerhavii* abweicht, ist diese Abweichung auch nicht wesentlich, und fordern beide im ganzen den antiphlogistischen Heilplan, so mufs sie uns doch graduell bekannt seyn.

Der Croup bricht entweder plötzlich, mit fremdartig klingendem Krampfhusten aus, oder, was häufiger geschieht, es gehen einige Tage Catarrhal-Zufälle und Fieberchen vorher, deren Uebergang in den Croup, jener Husten, plötzlich eintretende, oder verstärkte Heiserkeit, und ein hinzukommender pfeiffender Athem, bezeichnen. Da aber die Kinder wieder zum Spielen und Essen Neigung haben, und jenes verdächtige Pfeiffen beim Athmen wieder verschwunden ist, oder nur beim Husten, Schreien, Sprechen, Lachen, bemerkt wird, so übersieht es der Unkundige so gut, als das eigenthümliche Bellen des meistens trocknen Hustens, bis dieser, noch bellender in den Nachmittags- oder ersten Ruhe-Stunden, zurückkehrt und von leichten Schmerzen oder vielmehr Zusammenpressungen in der Luftröhre und von noch vernehmbarerem Pfeiffen beim Einathmen, begleitet wird. Dies geschieht mit so sichtbarer Beschwerde, dafs die Kinder im Bette auffahren, oder ihre Spiele verlassen. Ihr Gesicht wird dabei roth, die Kopf- und Hals-Adern schwellen, und der Puls schlägt gewöhnlich hart und schnell. Aber nach ¼ — ¾ Stunden spielen oder schlafen die Kinder schon wieder, und man könnte sie für ganz gesund halten, wenn der Puls nicht seine Frequens behielte, die Luftröhre beim Ueberhinstreichen nicht leicht schmerzte, der Husten etwas rauh, und das Athmen etwas schwerer bliebe. So wie hier die Remissionen, so können noch mehr wahre Intermissionen täuschen. — Aber bald kehren die Erstickungs-Anfälle häufiger und heftiger zurück. Je länger der Schlaf dauert, desto lauter und schneller wird die Respiration, bis ein neuer Anfall kommt, dieser wird immer ängstlicher, wächst von Stunde zu Stunde, der Husten wird immer bellender, bringt anfangs nur wäfsrige schaumichte Massen auf, welche zuweilen mit Blutstreifen gefärbt sind, in welchen Fällen dann die Kranken sich gleich nachher über heftige Schmerzen in der Luftröhre beklagen. — Oder es werden gar röhrenförmige Canäle, bald mit, bald ohne Erleichterung ausgeworfen. — Die Inspiration wird nun immer lauter, pfeiffender, schwerer, der Kopf wird dabei nach hinten gebogen, die Luftröhre hervorgedrängt, sie schmerzt beim Ueberhinstreichen, oder auch wohl aufserdem, beim Husten, wird etwas geschwollen und ganz bestimmt als Sitz des erschwerten Athems genannt. Zuweilen stellen sich im Gesicht und an andern Orten Convulsionen ein. Nun wird auch das Fieber immer stärker, Augen, Gesicht und Hände glühen, und obgleich die Zunge feucht bleibt, ist doch der Durst kaum zu löschen. Das Getränk wird so schnell herabgestürzt, dafs es zuweilen durch die Nase wieder zurückkehrt. Der Puls bekommt eine kaum zählbare Schnelligkeit, verliert später seine Härte, und wird zuletzt sehr schwach, ja intermittirend. — Die Angst wird nün unbeschreiblich! keine Lage ist den Kranken recht, sie entspringen dem Bette, reifsen Kehle und Zunge hervor, zerrauffen die triefenden Haare, und ihre so wie der Wärterinnen Kleider, die sie, um Luft flehend, umklammern; sie stämmen Hände und Füfse an, um nur einen tiefen Athemzug zu gewinnen. So sieht man sie dann erbleicht, blau, gedunsen, und erschöpft, auf ihr Lager niedersinken und scheinbar entschlummern, aber sie rollen ihre halb offnen Augen so nach oben, dafs man nur die Albuginea sieht, und zuweilen wie roth ausgespritzt erblickt. Kaum fängt man an Hoffnung zu schöpfen, so schrecken die Kranken plötzlich wieder auf, man fühlt das Zittern ihres Herzens, das Beben der Carotiden am aufgeriebenen Halse, sieht, wie das Zwergfell, während die Brust zu ruhen scheint, krampfhaft arbeitet, wie die Rippenknorpel, ja selbst das Brustbein heftig zurück gezogen werden, wie die Schultern sich, bei jedem Athemzuge, hoch heben, so dafs über den Schlüsselbeinen tiefe Gruben entstehen, wie die Bauchmuskeln bis an den Rücken, der Kehlkopf bis zum Kinn, hinaufgezogen werden, wie die Nasenlöcher sich weit öffnen, wie die Augen einsinken, erlöschen, mit blauen Rändern umgeben werden. — Man hört nur noch, bei höchst verstärkter Schnelligkeit des Athmens, ein heiseres, krächzendes, herausgestofsenes Gewimmer nach Luft und Getränken. Schon im Vorzimmer hört man jetzt ein wahres Gesäge des Athems, der nun eben so laut beim Exspiriren als beim Inspiriren wird, auch wohl seinen Ton verändert und zuletzt rasselnd und röchelnd wird. — Der Husten schweigt jetzt gänzlich. — Jede Arznei ergreiffen und verschlingen die Unglücklichen mit vollem Verstande, ja Erwachsene würgen Zucker, Brodrinden etc. hinab, um das Hindernifs des Athmens dadurch zu entfernen! und gestattet es ihnen ihre unverständlich leise, oder erloschene Stimme nicht mehr, so flehen sie noch durch Zeichen um Rettung. — Mit Nägeln und Zähnen zerfleischen sie sich, greiffen tief zum Munde hinein, stürzen sich, nach Luft schreiend, mit dem Kopfe so lange gegen die Wand, bis sie todt zur Erde sinken *(Albers)*, oder sie schaudern oft zusammen, und sterben in Krämpfen, oder sie werden so ruhig, als habe die Krankheit ganz aufgehört, und sterben, blau, gedunsen, mit kalten klebrigen Schweifsen bedeckt, wie wenn ein Licht verlöscht.

Ausgänge.

Man sah den Tod beim Croup schon nach 7 (*Hamilton*, *Double*) bis 8 Stunden erfolgen (*Albers*), entweder aber wohl nur, weil die früheren Erscheinungen für catarrhalisch gehalten wurden, oder weil man die Angina trachealis muscularis mit Croup verwechselte. Bei jener erfolgt der Tod oft so ungemein schnell, dafs *Dodonaeus* erst Nachmittags Erkrankter, schon in der Nacht starb, und *Brassavolas Cavallir*, der gleichfalls plötzlich ergriffen wurde, nach 10 Stunden, obgleich er darin viermal stark zur Ader gelassen wurde etc. (Comment. ad Lib. IV. de Rat. Vict. acut. Hipp.) — *Fernel's* Kranker starb nach 18 Stunden bei vollen Sinnen. — *Amatus Lusitanus* berichtet von einem Mann, dafs er *intra duodecim horas e vivis stertendo decendit*, obgleich sein Schlund ganz frei gewesen, auch *Blifs* nach 12 Stunden. Beim Croup dagegen erfolgt der Tod gewöhnlich aber erst vom 2ten bis zum 5ten Tage. — Verlor auch unser ehrwürdiger *Heim* bisher kein Kind nach dem 8ten Tage am Croup, so könnten wir doch viele Beobachter nennen; z. B. *Callisen*, *Home*, *Lentin*, *Mahon*, *Neumann*,

mann, Portal, Raschig, Ramsey, Sachse, Schulz etc., die ihn erst vom 9ten bis 16ten Tage und noch später erfolgen sahen.

Die Krankheit tödtet: 1) durch Erstickung von widernatürlicher Anschwellung, oder von der Pseudomembran mechanisch erzeugt. So unleugbar das ist, so mufs man doch nicht, wie *Klett, Eccard, Goelis,* diese Todesart als die einzige gelten lassen wollen. Eine ja nicht zu übersehende Todesart ist die, welche durch die abgesonderten lymphatischen Feuchtigkeiten, welche sich nach den Bronchien, die übrigens gesund sind, hinab senken, bewirkt wird. *P. Frank* sah 6 Unzen ausfliefsen, und ähnliche Beobachtungen findet man bei *Loeffler, Ghise, Chambon, Fourcroy* und *Mahon.* — 2) Durch krampfhafte Zusammenschnürungen der Luftwege. — 3) Durch Erschöpfung. — 4) Durch Apoplexie; dafs der erfahrene *Neumann* nie ein Kind anders als apoplectisch sterben sah, ist wirklich auffallend. — 5) durch Nachkrankheiten.

a) Durch Vereiterungen. Sind diese bei exsudativen Entzündungen auch selten, so ist es ja bekannt genug, wie leicht sich ihr auch tiefer eingreiffende zugesellen können. Dafs Abscesse, Erosionen, ja wirkliche Schwindsuchten beobachtet wurden, dafür bürgen die Namen *Bang, Callisen, Vieusseux, Latour, Cheyne, P. Frank, Flormann, Portal, v. Graefe* und *Horn.* Ja schon beim *Valleriola* (Observationes med. L. VI. Hist. X. p. 391) finde ich einer Vereiterung im Kehlkopf gedacht. Der Abscefs machte Heiserkeit, Stimmlosigkeit, schweres Schlucken und Erstikkungsgefahr. — *Friedr. Wendt* beobachtete im Scharlach eine Bräune, welche äufserlich am Kehlkopf Abscesse machte (Annalen, 1. Heft. p. 26).

b) Durch Verhärtungen, *Smyth* (Med. Communic. Vol. 1. Nr. XXXI.) schildert einen solchen Fall.

c) Durch Uebergang in Bronchitis. Diesen Uebergang beobachtete *Dodonaeus* 1565 bei mehreren, wo er dann die Luftröhre ganz rein, die Lungen aber voll Eiter (Plastische Lymphe) fand.

d) Durch Brand. Ist dieser Ausgang auch selten, so hat uns doch *Reil* zwei merkwürdige Fälle mitgetheilt, einmal vom Brande in der Nähe der Glottis, einmal in der innern Haut der Luftröhre selbst. S. seine Memorabilien, Vol. II. Fasc. I. p. 131.

Genesung erfolgt: Vom ersten Tage bis drei, ja vier Wochen (*Albers*), je nachdem die Kunst mehr oder weniger kräftig und richtig einwirkt. An Naturhülfe beim wahren Croup glaube ich nicht. — Das sicherste Zeichen ihres Bevorstehens ist eine freiere Respiration. — Gewöhnlich gehen kritische Ausleerungen vorher.

1) Auswurf von Pseudomembran und Schleim. Wenn *Albers* die meisten Kranken ohne diese genesen sah, so stimmt das nicht mit den Beobachtungen der Mehrzahl überein, läſst sich aber daraus erklären, daſs er die Tracheitis sicca mit zum Croup rechnet, und zartere Kinder das aufgebrachte nur selten auswerfen, sondern verschlukken, beobachtet man sie genauer, so hört man, nachdem gehustet worden, wenn es dabei rasselte auch ein Niederschlucken.

2) Kritischen Schweiſs. *Goelis* legte offenbar zu viel Gewicht darauf, so sind hier auch 3) der kritische Urin, und 4) der Speichel, nicht von Erheblichkeit. — 5) Kritisches Nasenbluten, wollen *Goelis* und *Treber* beobachtet haben; *Albers*, *Jurine* und ich haben zwar Nasenbluten beobachtet, aber ohne allen Einfluſs auf die Krankheit. — 6) Wohlthätige Diarrhoeen sah ich zwar öfter, aber mehr durch die Kunst bewirkt, als kritisch zu nennen. — 7) Ausschläge am Halse, welche *Home* und *Jurine* beobachteten, waren nicht von Bedeutung.

Zu den zurückbleibenden Uebeln gehört die Heiserkeit, welche oft durch das ganze Leben bleibt, und die groſse Anlage zu Recidiven.

Es giebt auch eine *Angina trachealis chronica.*

Während der Phthisis trachealis zeigen sich im Umfange des Geschwürs oft so entzündliche Anfälle, daſs die Kranken genau den Platz bezeichnen können, wo sie die empfindlichsten Schmerzen erleiden, und wo es ihnen dann kaum möglich wird, Berührungen zu ertragen, oder irgend etwas zu verschlingen. Ich habe es gesehen, daſs die Kranken bei jedem Niederschlingen vor Schmerzen weinten, und dafs sie beim Husten ihn kaum ertragen konnten, ja Zuckungen bekamen.

Ursachen der Entzündungen der Luftröhre.

Zu einstimmig ist die entzündliche Natur anerkannt, als dafs man noch weiter davon reden dürfte! und was oben über die prädisponirenden und Gelegenheits-Ursachen der Bräunen gesagt worden, gilt auch hier. Besonders sind beim Croup in Betracht zu ziehen: das kindliche Alter; feuchte, sumpfige Gegenden, Witterung, Wohnungen; rauhe Ost- und Nordwinde, Schreien, Singen in freier Luft, Catarrhal-Husten, Ausschlags-Schärfen. Zu den Masern, vor und nach der Eruption, gesellt sich häufig die entzündliche Bräune, beim Scharlach ist sie ein wesentlicher Theil der Krankheit, und bei den Blattern hatten wir früher oft Gelegenheit sie zu beobachten. So sah *Neumann*, 1800, die Bräune ohne Exsudation sich beinahe jeder Blattern-Krankheit mit dem 6ten Tage, gleichzeitig mit der Gesichtsgeschwulst, zugesellen. Die Kranken wurden sehr heiser, ja verstummten ganz, und starben dann 12 Stunden nachher. Der Athem wurde erst später kurz, aber nicht wie beim Croup, sondern wie bei Pneumonischen. Sie wagten weder zu sprechen noch zu trinken. Die äufsere Berührung war sehr schmerzhaft. Diese Bräune erschien, selbst wenn die Kinder mit ihren Paar Pocken umher liefen.

Prognosis.

Die Gefahr hängt vorzüglich von der Wichtigkeit des ergriffenen Theils ab. Die Pharyngea ist gefährlicher, als die Tonsillaris. Die Trachealis ist gefährlicher, als die Pharyngea, besonders wenn der Thyreo arytaenoideus als Verschliefser der Luftröhren Oeffnung leidet.

Wenn einmal Vereiterung da war, gelingt die Zertheilung bei der Wiederkehr selten.

Eine zweite grofse Gefahr hängt ab von der leichten Ausbreitung nach den Lungen, je mehr pneumonische Zufälle also eintreten, desto schlimmer.

Eine dritte, von dem Blutandrängen zum Kopfe. Ein merkwürdiges Beispiel finden wir in *Noldens* Beobachtungen, p. 458. Gleich nach der Taufe (den dritten Tag des Lebens) wollte ein Kind nicht mehr saugen, in der Nacht war es schon der Erstickung nahe; den folgenden Tag steckte es die dunkelrothe dicke Zunge schon aus den Lippen hervor, ward braun und blau im Gesichte, und starb den Abend. Eine höchst seltene Beobachtung eines so zarten Kindes mit der Mandelbräune! und doch waren es die Mandeln und das Zäpfchen, welche den Hals völlig verschlossen. — Je mehr das Gesicht erdfarben, blau und gedunsen wird, die Zunge hervor dringt, die Augen stier und wie injicirt werden, je mehr Schlafsucht eintritt, desto mehr Gefahr. — Jedoch kann auch ohne alle Strangulations-Zufälle die Krankheit tödlich werden, wovon uns *Morgagni* Ep. XXIV. Nr. 3. eine merkwürdige Beobachtung mittheilt.

Je mehr scrophulöse Anlage, desto leichter bleiben Drüsen-Verhärtungen zurück.

Es ist ein schlimmer Wechsel, wenn die Zufälle der Bräune verschwinden, und dafür Entzündungen anderer wichtiger Theile entstehen. Gut ist es dagegen, wenn der Hals äufserlich schwillt und roth wird, *Quarin* (Meth. med. Infl. p. 30). *Valleriola* (Lib. II. Obs. X.) sah einen Kranken sogleich genesen, dessen Zunge schon aus dem Munde hervor hing, dessen Augen hervor drangen, und der jede Stunde zu ersticken fürchten mufste, als eine äufsere Halsgeschwulst erschien, die in Eiterung überging.

Nahen Tod zeigen: Schaum vor dem Munde, kalte Gliedmafsen, wiederholter Frost, schwarze sehr geschwollene Zunge, grofse Angst, zitternder, intermittirender Puls, Verstummung.

Je später ärztliche Hülfe angewendet wird, desto weniger Rettung! doch dürfen hier Tage nicht bestimmen; ist es auch schwer, die Kranken durchzubringen, wenn z. B. der Croup 36 Stunden gedauert hat, so gilt doch dieser früher angenommene Termin, zur Rettungsfähigkeit, jetzt nicht mehr. Ich rettete noch zwei mit völlig ausgebildeter Krankheit, zu welchen ich erst am 4ten Tage, *Autenrieth* am 5ten und *Maerker* am 6ten Tage gerufen wurden.

Je feuchter die Luftröhre, je mehr Lösung, desto besser. Auswürfe von Pseudomembranen ohne Genesung und Erleichterung, sind sehr schlimm.

Leichenbefunde.

Die Entzündungen im Hintermunde lagen zu sehr am Tage, als dafs man sie noch durch das Messer, vielfach, hätte genauer untersuchen sollen. — Es würde auch die Grenzen dieses Werks zu sehr überschreiten, wenn ich hier mehr anführen wollte:

Als dafs man beim Croup immer abgeschiedene Stoffe fand, die bald als Pseudomembranen, die Luftröhre umkleideten, mehr oder weniger fest anhingen, bald mehr flockig, milchig, wässrig waren, und so, dann nach den Lungen hinabgesunken, den Schein gaben, als sey in der Luftröhre gar kein Secret vorhanden gewesen. Zu diesen Fällen mögen auch die vier gehören, wo *Goelis* keines zu finden glaubte, während er es in andern 43 Leichen nachwies. Mit *Albers* halte ich mich überzeugt: dafs sich ohne Ausnahme ein ausgetretener Stoff finden werde. *Sed accurata exploratione utique opus est* (Preisschr. p. 90). Wo man keine Ausscheidung fand, war auch kein Croup, sondern die Tracheitis muscularis, oder das Secret kann ausgeleert seyn, die entzündliche Reizung aufgehört haben, und wenn dann ein krampfhafter Zustand allein tödtete, oder eine Bronchitis, so ist allerdings in der Luftröhre nichts zu finden.

Gleiche Bewandnifs hat es auch mit der Röthe in der Haut, welche die Luftröhre umkleidet, die man immer in den Leichen zu sehen verlangte, ohne zu bedenken, dafs sich die Entzündung durch die angewandten Antiphlogistica und in ihrem Product, im Secret gleichsam schon auflösete, dafs knorpelartige Theile und so weifse Membranen als die innere Haut der Luftröhre, nie so roth erscheinen. Ja dafs selbst sehr rothe Theile, z. B. in der Rose, im Scharlach, nach dem Tode ganz erblafst gefunden werden.

Ganz anders verhält es sich aber bei der weit acuteren *tracheitis muscularis*. Hier zeigten nicht nur der ganze innere Larynx und die Trachea einen hohen Grad von Entzündung, sondern auch von sehr beträchtlicher Verdickung, so dafs die Rima Glottidis fast ganz davon verschlossen wurde, und lymphatische Ergiefsungen, unter der Schleimhaut, zwischen den Muskeln, die jene oft ganz von diesen trennen. Die

Epiglottis war nicht nur stark entzündet, sondern unter ihrer Haut so viele Ergiefsungen von Serum, dafs sie davon umgekippt war und so die Rima nicht verschliefsen konnte.

Heilung der entzündlichen Bräunen im Hintermunde.

1) Die Vorbeugende.

Bei Disponirten liefs *Sims* (Obs. on epid. disorders. 1774), sobald sich die ersten Spuren zeigten, ein Stück Alaun in den Mund nehmen, zerschmelzen und verschlucken. Auch *Reil* sah davon einigemal gute Wirkung, er liefs 20 Gran mit eben so viel Zucker trocken verschlukken, damit es einige Zeit im Halse hängen bliebe. Dies wiederholte er alle 4 Stunden, bis das Uebel wich, oder die Hoffnung zur Zertheilung verschwand. — *Dreyfsig* sah bei synochischen Entzündungen offenbar Verschlimmerung davon, ja zuweilen einen Ausgang in Verhärtungen (Hdbch. S. 309). Beim typhösen Character liefs er dagegen mit Alaun-Molken gurgeln und sie auch trinken, und unterdrückte dadurch oft in einem Abend die Entzündung (S. 310)

Bei den allerersten Anfängen des Uebels melden sich leider nur die wenigsten Kranken, sonst könnte da der Alaun allerdings sehr nützlich seyn, wie wir schon von der wohlthätigen Wirkung in Augen-Entzündungen schliefsen können, wo wir ihn ja ohne Bedenken anwenden.

Stoerk setzte dem Uebel gleich in den ersten Tagen dadurch Grenzen, dafs er recht häufig Altheen-Decocte mit Fliederthee, Rosenhonig und Salpeter trinken, den Hals oft damit anfeuchten und ausgurgeln liefs. Enthielten sich die Kranken dabei der Luft, so waren sie in 2 bis 3 Tagen besser, ohne dafs ein Aderlafs, aufser bei sehr Vollblütigen erforderlich gewesen wäre.

Wenn *Walaeus* (Meth. medendi p. 112) uns versichert, dafs das Gurgeln mit *Spiritus vini*, alle Entzündung in 3 Stunden weggenommen, und *Fr. Hoffmann* (l. c. p. 400) dasselbe beobachtete, wenn die Kranken 8 — 10 Tropfen Spiritus vini camphoratus mit einem Gran Nitrum langsam herab fliefsen liefsen, so können wir kaum den geringen Mann tadeln, wenn er sich gleich mit Brandwein oder Pimpinell-Essenz gurgelt. Man sieht übrigens leicht, dafs diese erhitzenden Mittel nicht bei rein inflammatorischen Bräunen passen.

Wie höchst wohlthätig Einhüllungen des Halses mit so eben vom Fufs gezogenen wollenen Strümpfen, und gleichzeitig Fufsbäder zur Zertheilung anfangender Hals-Entzündungen sind, ist zu allgemein bekannt, als dafs sie hier noch einer besondern Anpreisung bedürften.

2) Heilung der ausgebrochenen Bräunen.

Die Blutausleerungen.

Schon von *Hippocrates* an (De lac in hom. §. 1) wurden sie gepriesen und als erstes Mittel betrachtet, um die Krankheit gleich mit der Wurzel auszurotten, und *Cullens* Meinung §. 298, dafs nur selten eine starke Aderlafs erforderlich wäre, entspricht nicht den Anpreisungen vieler anderer berühmter Aerzte. *Alexander Trallianus*, der schon im 6ten Jahrhundert so gut über die Bräune schrieb, und *Diemerbroek* empfahlen 3 Wiederholungen, und *Stoerk*, wenn die Luftröhre entzündet ist, 3 bis 4 gleich den ersten Tag, und *Stoll*, *si symptomata urgent*, *omni bihorio*, *trihorio*. — *Barbeyrac* (p. 245) *cinq ou six fois dans l'espace de vingt-quatre heures*. Ja bei *Riverius* finden wir ein Beispiel vom 7maligen Aderlafs in einer heftigen Bräune, obgleich die Kranke im siebenten Monat schwanger war (Prax. med. L. VIII. Cap. VII.). — Von ihrer grofsen Wirksamkeit siehe *Borelli* Hist. et Obs. rar. Cent. IV. Obs. LX. — Epidemische Constitution, kräftiger Körper, das vorhandene Fieber, und Wichtigkeit des ergriffenen Theils müssen hier den Arzt leiten. Man lasse sich hier nur ja nicht vom kleinen Puls und scheinbarer Schwäche abhalten, sie werden durch gestörte Respiration herbeigeführt und die Blutentleerung hebt sie. Eine Regel die schon unser *Detharding* 1723 (l. c. p. 15) lehrte. Nachdem er gerathen, am Arm aus einer grofsen Oeffnung Ader zu lassen, fügt er hinzu: *Quamvis etiam aeger ob virium debilitatem illam ferre non posse videatur, non statim est omittenda, quia virium in hoc morbo omissio decipere potest, ut pro omissione virium habeatur; quod inde constat, quia sub sanguinis emissione, et ab illa anginosi se sentiunt refocillari.*

Man lasse zuerst am Arm zur Ader, bei starken Congestionen zu Kopfe und kalten Füfsen gleich am Fufse. Oder auch dann wenn fehlende Menstruation oder Hämorrhoiden ursächlichen Einflufs erwarten lassen. *Alexander Trallianus* versichert: er habe hier von der Fufs-Aderlafs zwei gute Wirkungen zugleich gesehen: die Menstruation habe sich wieder eingestellt und die Bräune sey verschwunden. — *Recolins* Unglauben an Derivation, und seine Versicherung: dafs dadurch Abscefse in der Leber und den Lungen hervorgebracht werden könnten und würden! (Mém. de l'Ac. Roy. de Chir. Tiv. p. 429) sind gewifs ungegründet.

Die Aderläfse am Halse sind um nichts wirksamer, für den Kranken ängstlicher, und das Zubinden noch einengender für den Hals. *Morgagni* beobachtete auch, dafs ein Kranker die Lage nicht ertragen konnte, welche zum Oeffnen der Drosselader erforderlich war (Ep. 44 Nr. 3). *Zacutus* und *Steph. Trallian* sind vorzüglich Anpreiser des Oeffnens der Jugularvene, auch *P. Frank* schreibt ihr gute Hülfe zu, wenn sie ohne Bindenumlegung gemacht werden könne. Zwölf Blutegel waren jedoch eben so wirksam.

Von den *Galen*isch-*Güldenkle*ischen Anpreisungen des Oeffnens der Froschadern unter der Zunge, würden wir kaum weiter reden, wenn sie nicht *Pringle* l. c. p. 161 und *Burserius* in Schutz genommen hätten. Schon die ältern Aerzte sahen ihren Nachtheil ein, und wollten dies durch gleich hinterher angestellte Aderlässe, am Arm oder Fufs, wieder gut machen. *Quo si quid ad guttur affluxerit largius, prae vinculo, quam fuerit eductum, per hanc statim revellatur,* sagt *Bottalli* p. 287, und *Fr. Lossius* that das, am eignen Sohn, noch an demselben Tage (Observ. med. 1672 p. 103). *Tulpius* glaubt beobachtet zu haben, dafs Erstickung dadurch befördert sey, indem das Blut noch mehr dadurch angezogen worden (Lib. 1. Obs. 51). *Friedrich Hoffmann* sagt mit Recht, eine zu kleine Oeffnung schafft nicht genug Blut weg, und eine zu grofse kann tödlich werden. — Wie gefährlich diese Operation in der Hand der Chirurgen sey, darüber s. *Winkler* und *Furtenbach* in Eph. Nat. Cur. An. IV. Dec. II. p. 295. Auch bei *Hagendorn* findet man einen tödlich abgelaufenen Fall (Obs. et. Hist. med. Fft. 1698. p. 380). — Nur einmal habe ich diese

Operation machen sehen, aber das Binden des Halses machte das Gesicht so dunkelblau, und die Blutstillung war so unsicher, dafs ich sie nie gestatten würde.

Wenn den Anzeigen zu allgemeinen Aderlässen genügt worden, und zu ihrer etwanigen Wiederholung, nur nicht eine siebenmalige, in 24 Stunden, *a la Zacutus Lusitanus* (Praxis admirabilis C. 135), dann schreitet man gleich zu örtlichen.

Nichts hilft prompter, als die Scarification der entzündeten Mandeln, des Zapfens, der Zunge, mittelst des Pharyngotoms, oder wie *Reil* es that, mittelst einer myrtenförmigen Lanzette, die unter einem rechten Winkel am Stiele befestigt war. — Zwar meint *Dettmold* l. c. p. 199: er habe nie grofse Wirkungen davon gesehen, vielmehr wären die Beschwerden schlimmer danach geworden. — Aber er hätte schon aus Schriften des 15ten Jahrhunderts sich von der Wohlthätigkeit überzeugen können, so z. B. erzählt *Schenk von Grafenberg*, dafs ein Scholasticus von der heftigsten Bräune sich blofs dadurch befreit habe, dafs er Einschnitte in die geschwollene Zunge gemacht, und sofort habe wieder reden können (l. c. T. 2. p. 69). — *Hippocrates* liefs schon das geschwollene Zäpfchen gegen den Gaumen drücken und an der Spitze öffnen. Spätere Aerzte wählten nicht blos zu den Scarificationen den Hals, sondern auch den Nacken. *Stoll* erst, nachdem schon geschröpft war, und *Tissot* sah augenblickliche Hülfe davon. Unter den Neueren ist aber der hoch verdiente *Kopp* ihr eifrigster Anpreiser, er nennt sie: das vorzüglichste, sicherste, einfachste, am schnellsten helfende Mittel. Blutegel, meint er, entzögen dem entzündeten Theil unmittelbar nicht Blut genug, selbst dann nicht, wenn sie öfter und in Menge gesetzt würden. Er beobachtete öfter, dafs sich die Entzündung dabei in die Länge zog, in Eiterung ging und Vergröfserung der Mandeln mit Sprech- und Schling-Beschwerden zurück liefs, und zog daher die Scarificationen, selbst bei kleinen Kindern vor, weil sie nicht viel schmerzhafter wären, als das Schröpfen. Die Erleichterung folge sogleich, und vermehre sich stündlich, deswegen solle man sie nicht für schlimme

Fälle aufheben, sondern bei jeder Mandelbräune anwenden. Die meisten würden blofs dadurch und durch ein Purgirmittel gehoben werden.

Man ritzt gleich an mehreren Stellen, einige Linien tief, und kümmert sich nicht darum, wenn sich die Wundränder auch umlegen und wie Speck aussehen; so wie die Geschwulst sinkt, vereinigen sie sich bald.

Man läfst den Ausflufs des Bluts befördern, durch das Gurgeln mit lauer Milch, worin Feigen gekocht worden, oder wiederholt die Scarification. Sollten die Wundränder sich nicht schliefsen wollen, so mufs man mit Ratanhia-Decoct oder mit Alaun und Pimpinell in Rosenwasser gurgeln. Man mufs aber die Einschnitte da nicht machen, wo die Theile nicht geschwollen sind, weil hier das Sinken der Geschwulst die Wunden nicht schliefsen kann.

Leider hindert, bei heftigen Entzündungen, der verschlossene Mund diese wohlthätige Operation, und wir müssen dann zu

Blutegeln

unsere Zuflucht nehmen, und wenigstens, den Verhältnissen des Alters etc. anpassend, 10 bis 12 Stück dem leidenden Theile so nahe als möglich setzen. — Schon *Capivaccius* und *Hollerius* setzten sie hinter die Ohren und in den Nacken. — Sie nach *Thilenius* Rath unter die Zunge zu setzen, ist eben so schwierig, als es durch Herabgleitung des Egels zum Magen, oder durch schweres Stillen der Blutung, gefährlich werden kann.

Blutige Schröpfköpfe

empfahl schon *Aretaeus*, auf die Brust zu setzen, *Riolan* in die Gegend des Larynx Ench. anat. L. IV. p. 315. — *Botalli* zwischen den Schultern, p. 287. *Fr. Hoffmann* statt der allgemeinen Aderlässe bei Cacochymischen und bei leichten Entzündungen, p. 398. *Detharding*, p. 15. *Stoll* und *Hufeland* in den Nacken, p. 6. — *Agliv* versichert, öfter beobachtet zu haben, dafs das Schröpfen zwischen den Schulterblättern da geholfen, wo es zwei Aderlässe nicht gethan. (S. *Elgard*, Observation sur le bon effet des ventouses scarifiées dans une violente esquinancie, in Mém. de l'Acad. de Chirurg. T. IV. p. 444. Sie würden doppelt zu empfehlen seyn, wenn die Operation nur nicht so viele Schmerzen verursachte, weil sie gleichzeitig als roth machende Mittel wirken, und ganz besonders in der Angina Pharyngea, wo sie in den Nacken, doch ziemlich nahe, angesetzt werden können.

Eine, der dabei vorkommenden Blutung wegen, auch nicht unwichtige, Operation, ist:

die Bronchotomie.

Wenn wir auch nicht auf die fabelhaften Geschichten des *Marcellus Donatus* achten (l. c. p. 87. *b.*), so sind doch die Empfehlungen des *Musa Brasavolus*, des *Rases*, die er pag. 88 anführt, nicht zu übersehen, noch weniger die Beobachtungen zur Anempfehlung des Durchschneidens der Luftröhre, die *Schenk von Grafenberg* sammelte (Obs. med. T. 1. Edit. II. 1600. p. 351 etc.). Auch unser *Detharding* (l. c. p. 15) war sehr schnell damit bei der Hand: *Quodsi ab omnibus his* (Allgemeine und örtliche V. S. Klystire.) *intra paucas horas nullum levamen ut respiratio fiat liberior, accedendum est ad percussionem asperae arteriae.* Auch *Stoll* (l. c. p. 6.); *Louis* (Mém. de l'Ac. Roy. de Chir. T. IV. p. 455), verlangen, dafs man sie früh anwenden solle, nur der späten Anwendung wären die tödlichen Erfolge beizumessen. — Aber alle diese Anpreisungen werden doch die Furcht nicht besiegen, die man zu bekämpfen haben würde, und wo würde sich überall die zu dieser Operation erforderliche geschickte Hand finden?

Innere Mittel.

Man gebraucht hier alle Antiphlogistica: Salpeter, Salmiak, Molken, Krebssteine mit Essig. Meistens sind sie aber sehr schwer hinunter zu bringen, und deswegen dürften die kleinen Potionen, worin *A. Fr. Loeffler* den Spiritus Mindereri (℥j) und Salmiak (ʒj) gemischt giebt, und wovon er alle Viertel Stunden einen halben Theelöffel voll nehmen läfst, um so mehr zu empfehlen seyn, als seine Anpreisungen mit sehr wichtigen Beobachtungen bestätigt werden, die wir in seinen Beiträgen zur Arzn. Wissensch. 1. Theil. Leipz. 1791. p. 142 etc. angegeben finden. Das Mittel zeigte sich nicht nur im Anfange, sondern selbst da noch hülfreich, wo die

Bräune schon 8 Tage gedauert hatte, das Schlingen unmöglich (?), den Athem äufserst beschwerlich machte, und die Zähne so zusammen schlofs, dafs kaum ein silberner Löffel eingebracht werden konnte. Schon nach einigen Stunden hatte dies Mittel so vertrefflich gewirkt, dafs die Kranke gröfstentheils genesen im Zimmer umher gehen konnte. — Zwischendurch liefs er auch mit einer sehr verdünnten Mischung gurgeln. Wenn er Besserung merkte, liefs er sparsamer geben, weil zu starker Gebrauch den Mund und Hals enthäuteten, wogegen er blofs Rosenhonig gebrauchen läfst.

So gut es seyn würde, und im Anfange der Krankheit auch wirklich zur Hebung derselben hinreichend ist, nach *Stoerk* (An. med. II. p. 137) und *Reil* recht viele kühlende Decocte (8 Loth alle 3 Stunden) mit Salpeter trinken zu lassen, so wenig gestattet dies doch in den meisten Fällen das Schlingen, besonders mit Säuren, Salzen und andern reizenden Dingen, welche bei jeder starken Entzündung schädlich sind. Man mufs daher daran denken, den Körper anderweitig anzufeuchten, und dazu dienen

Lavements vortrefflich. *Stoll* liefs erweichende mit Salpeter alle 2 Stunden nehmen; *Thilenius* von Molken, Salpeter und Honig. — Der Zweck ist hier zweifach, und danach mufs man die Mittel auswählen. Einmal mufs man bei jeder Anlage zu Verstopfungen, eröffnen, und dann auch vorher ein eröffnendes Lavement geben, wenn jene anfeuchtenden im Körper länger weilen sollen. Diese eröffnenden mufs man nun gleichzeitig derivirend machen. *Dethardings* scharf gesalzenes Wasser, *Thilenius* Zusatz von Brechweinstein können hier, so wie Essig-Lavements, sehr nützlich seyn.

Diese Indication zum Ableiten mufs uns dann auch bestimmen, den kühlenden Mitteln gleich Manna *(Thilenius)* oder Tamarinden zuzumischen, oder

kühlende Abführungen

zu geben, sobald Fieber und Stärke der Entzündung durch Aderlässe gemindert worden sind. *Purgans antiphlogisticum semper utile et necessarium fuit,* sagt *Stoerk* l. c. II. 137.

Er liefs einen Tag um den andern oder alle 3 Tage Seidlitzer Salz nehmen. *De Haen* und *Lentin* gaben Sennesblätter-Decocte mit Tamarinden und Salpeter. *Fr. Hoffmann* Manna-Decoct mit Serum lactis. — *Stoll* rühmt vielfältig ihren Nutzen, besonders wenn Schärfen im Körper die veranlassende Ursach waren. Alle diese Männer geben Formeln zu Mixturen zu 12 ja 20 Unzen! Wenn man nun bedenkt, wie schwer den Kranken das Schlucken wird, wie noch schwerer die Salze hinunter zu bringen sind, so wundert man sich, warum die

Mercurial-Abführungen

nicht beibehalten wurden, die man doch schon in alten Zeiten gab. So verordnete *Grimberg* schon 1689, nach voraufgegangenen Aderlässen folgende Pillen, für Erwachsene auf einmal zn nehmen: *Rec.* Extr. Hellebori nigri ʒj. Resin. Jalappae grjj. *Mercurii dulcis* gr. X, Ol. Ros. q. s. ut f. Pil. (Obs. med. p. 11.) — *Joh. Hr. Lange* rühmte die prompte und heilsame Wirkung des *Aethiops mineralis*, die er so oft in der Bräune erfahren, er liefs zweimal des Tages ½ Quentchen nehmen (Miscellae de reb. med. p. 5). — Auch unser *Benkoe* gab (in der Ang. pituitosa) Kindern 14 Pulver, jedes aus āā 2 Gran *Calomel* und Zucker, mit gutem Erfolg, wo er kein anderes Mittel beibringen konnte, und beobachtete keinen Speichelflufs danach (Ephem. II. 81). — Zwar war *Fr. Hoffmann* gegen Pillen und Pulver, aber S. 404 finden wir doch, dafs er selbst Pillen verordnete. — Jene Pulver kann man auf die Zunge streuen, und der schmelzende Zucker führt den Mercur mit hinab, und manche Kranke können Pillen weit besser schlucken, als Mixturen. — Da wir nun im Mercur jetzt ein so herrliches Antiphlogisticum kennen, so lassen sich beide Zwecke aufs beste vereinigen, und er verdient doppelte Anpreisung.

Sobald man sich überzeugt, dafs Eiterung eingetreten, giebt man keine Abführungen, sondern täglich nur ein Lavement.

Brechmittel.

Die Pariser medicinische Facultät stellte schon die Frage auf: *Doit on toujours dans les maux de Gorge inflammatoires, faire succeder l'émetique aux saignées générales ou locales?* und *Thoph. de Bordeu* (Recherches sur le tissu muq. Paris 1767. p. 147 und 52.) wundert sich, dafs weder *Boerhave* noch *v. Swieten* der Brechmittel gedenken, die hier pafslicher wären als Aderlässe und Purgiermittel, was er durch andere und eigene Erfahrungen bestätigen könne. Vielleicht, meint er, sey das Elaterium bei den Alten gegen die Angina so in Ruf gekommen, weil es mehr brechend als purgierend wirke. — Aber bei den rein entzündlichen Bräunen hat man keine Indicationen zu Brechmitteln; unten werden wir ihnen den rechten Platz anweisen.

Weil man oft in unserer Krankheit Neigung zu Haut-Crisen beobachtet, ja vorherrschend in einzelnen Epidemieen, was namentlich *Rollo* in der Neissischen 1730 beobachtete, wo die, deren Bräune nicht in Eiterung überging, eine Zeit lang übelriechende Schweifse hatten, (s. *Büchner* Misc. phys. med. T. II. p. 1396.) — so ist es doppelte Pflicht, dafs man für eine temperirte Luft sorgt, und die Transpiration milde befördert, welches durch Zumischung des Oxymels zu den Getränken oder durch mild camphorirte Salpeter-Mixturen (nach *Pringle*) am besten geschieht, so wie auch durch lauwarme Fufsbäder Morgens und Abends, wenn der Kranke sitzen kann, ohne ohnmächtig zu werden, durch Sempf ableitend gemacht. Oder, nach *Pringles* Beobachtung, soll der Körper auch in Schweifs gesetzt werden, wenn man alle 5 Stunden frische Flanell-Tücher um den Hals legt, worauf ein Liniment gestrichen, welches aus einem Theil Hirschhorn-Geist und 2 Theilen Oel besteht. Ob hier das *Post hoc, ergo propter hoc!* richtig angewandt ist? Ich komme jetzt zu den äufsern Mitteln. Man legte ehedem mancherlei Pflaster um, namentlich von Meliloten oder Diachylon simplex mit Mandelöl malaxirt oder mit Sperma ceti, crocus, camphor gemischt. *Fr. Hoffmann*, p. 397. — *Rollo* (l. c. p. 1395) wählte das Emplastrum diapalma. — *S. H. A. Kieser* (Enarrationes Med. 1771. p. 48) legte nach voraufgegangener V. S. etc. eine Ligatur um den Hals, *quae ex ligamentis laneis, quibus cervix munitur, illito Oleo amygd. dulcium, aut lini, applicatur*, und fügt hinzu: *mirificum inde semper expertus sum effectum, quando etiamsi visa suffocatione, haec ligatura per aliquot horas portata fuerit. Tumor extrinsecus magis inde provenire solet.*

Ich bin nie ein Freund dieser Bepflasterungen gewesen, weil man eingreifendere nützlichere Sachen gebrauchen kann; eben so wenig von

Breiumschlägen, wovon auch *Fr. Hoffmann* kein Freund war, und um so mehr mufs man sich wundern, wenn wir in der 4ten Observation sehen, dafs sich dieser grofse Mann dazu verstehen konnte, sie aus Hundekoth, Schwalbennestern, Feigen, Zwiebeln, Flieder, Chamillen, Salpeter und Camphor umzulegen. — Die Schwalbennester waren sehr berühmt. — Wer über die in alten Zeiten üblichen Dreckarten lesen will, der findet alles in *Zacutus Lusitanus* Pharmac. p. 126. — Ja *Amatus Lusit.*, *Dioscorides*, *Aegineta* etc. empfehlen sogar den Menschenkoth! — Ich bin überall, wie gesagt, kein Freund von Breiumschlägen; legt man sie zu kalt auf, so geben sie die Ursach zu Erkältungen, diese wird auch selbst bei der besten Temperatur kaum zu vermeiden seyn, weil sie am runden Halse hinunter gleiten, die Wäsche feucht und kalt machen; und legt man sie in Leinwand, so wirken sie nicht besser als jede mit Wasser halb gefüllte warme Blase. — Legt man sie zu warm, so bewirken sie die Eiterung, die wir doch so gern vermeiden wollen. Manche Kranke können auch den Druck gar nicht ertragen. — Nur in dem Fall können sie sehr zweckmäfsig seyn, wo die Empfindlichkeit der Haut weder Vesicatoria noch Einreibungen zuläfst, oder zu diesen die Entzündung noch nicht weit genug herunter gebracht ist, hier hat sie *Tourtual* (*Hufeland's* Journ. Dec. 1826. p. 5) so erleichternd gefunden, dafs die Kranken öftere Wiederholungen begehrten. — Oder wo man sieht, dafs die Eiterung unvermeidlich ist, und da wähle man denn statt jener eklichen Sachen, oder der Bierhefen (*Bergius*), oder des schweren Rockenmehls, die bekannten erweichenden Kräuter, oder Leinsaamen-Mehl mit Opium (*S. G. Vogel*, zu ℥ij Mehl 15 Gran) oder Semmel und Milch (*P. Frank*).

Will man Einreibungen von zertheilenden Salben machen, so spiele man nicht damit, sondern schreibe genau vor, wieviel eingerieben werden soll. Man nehme

℥ß Spiritus salis ammoniaci causticus auf ℥j Oleum hyoscyami, und lasse alle 1 bis 2 Stunden einen Theelöffel voll über den ganzen Hals einreiben, so lange, als man noch Hoffnung zur Zertheilung hat. Giebt man keine bestimmte Vorschrift, über die Quantität, welche eingerieben werden soll, so glaubt der Kranke oft, dafs ein blofses überhinstreichen genüge! — *Thilenius* räth, p. 38, was auch ich oft zur sofortigen Zertheilung leichter Entzündungen angewandt habe: dem flüchtigen Liniment ¼ Mercurial-Salbe zuzumischen, — oder mit Canthariden-Tinctur zu verbinden, und die Salbe aufser der Einreibungszeit, auch noch mit Flanell um den Hals zu legen. — *Medicus* räth da, wo man nicht zur Anwendung der Vesicatorien kommen kann, gleich viel Salmiac-Spiritus und Oel zu nehmen, und davon alle 4 bis 5 Stunden frisch mit Flanell um den Hals zu legen. Es thue auch bei Zarten gut. — *P. Frank* läfst sie mittelst eines wollnen Tuchs recht reichlich einreiben; aber da raubt man sich die Einreibung auf längere Zeit ganz! weil die ohnehin so zarte Haut gleich wund gescheuert und gefressen wird. — Die Oele mit Crocus, Morgens und Abends, nach *Westhoven* p. 113 einzureiben, sind zu unkräftig.

Vesicatoria

lassen, nach gehörig verrichteten Blutausleerungen, alle obigen Mittel, hinter sich an Wirksamkeit zurück! — Schon *Bagliv* lobte sie 1697 sehr. — Unser erfahrner *Cas. Medicus* sagt: „Zärtliche, die wohl Aderlässe und Clystire erlaubten, nicht aber, Blasenpflaster, wurden nie so geschwind besser, ja einige starben, keiner aber der sie nach den erforderlichen Blutausleerungen anwandte. Er legte sie in jeder Bräune, und nie wurden sie dann so gefährlich. (Beob. a. d. A. G. 1766. 2. B. p. 503. oder 1776. p. 131—33). — Der Hofprediger *Siewers* rettete sich durch ein Vesicator aus der gefährlichsten Schlundkopf-Bräune, welches er von der Gröfse und Dicke eines Species-Thalers in den Nacken legte, als alle übrigen Mittel fruchtlos angewandt waren. Nachher wandte er es, nachdem die gewöhnlichen Antiphlogistica allein nichts fruchten wollten, bei mehr als 30 Kranken, in den gefährlichsten Bräunen, mit eben so grofsem Nutzen, ohne alle schädlichen Folgen an (Schwed. Abhandl.

18. Bd.

18. Bd. p. 126). — Der Ritter *Rosenstein* macht S. 129 die Anmerkung: dafs diese zwar nicht neue aber noch wenig angewandte Kur, hier eben so gut nützen könne als bei der Pleuresie und Ophthalmie.

Allemal mufs man sie da anlegen, wo die grofsen obigen Antiphlogistica, nach 8 bis 12 Stunden keine Erleichterung verschafften (*Stoll* p. 6.), oder wo das Uebel sich nach jener Behandlung gleich wieder einstellt, und da rühmt dann *Stoerck*: dafs der Erfolg immer der beste gewesen, und die übrigen Mittel dann leicht geheilt hätten. — Man legt sie, scharf und grofs, auf den Theil des Halses, der am meisten schmerzt, oder um den ganzen Hals. — *Thilenius* will sie nur bis zur Röthe ziehen lassen (p. 38), aber das halte ich für Unrecht, weil die seröse Ausscheidung, theils in der Blase, theils durch Nachsiekerung gewifs vom wesentlichsten Nutzen ist.

Mehrere Aerzte wollen sie auf den Arm oder Nacken gelegt wissen, aber da helfen sie weit weniger prompt, als um den Hals selbst. S. *Lange* Miscel. veritat. p. 5.

Sie sind die vortrefflichsten Mittel, um dem Uebergang der entzündlichen in eine brandige Bräune vorzubeugen. *Höhle* in Camenz sah bei epidemischen Masern, fast bei allen Kranken Entzündung des Halses, und wo man keine Hülfe suchte ging diese in Brand über und wurde so vielen tödlich. Dies wurde allemal durch Blasenpflaster verhütet, indem sie die Entzündung schleunig zertheilten (*Weiz* Neue Auszüge 2. B. S. 193). — Ja was noch wichtiger ist, sie wehren nicht blofs den Uebergang in Brand, sondern setzen diesem in der brandigen Bräune auch noch Grenzen, wie aus *Pouteaus* Beobachtungen erhellet (Oeuvres posthumes Supplem. T. III. Obs. I. et VIII.).

Sollen sie von Wirksamkeit seyn, so mufs man sie grofs und queer über den Hals legen, das that schon der Ritter *Pringle* und rühmt (Krh. d. Armee S. 161.) den guten Erfolg. *Stoll* legte sie so grofs, *ut inter utramque emplastri extremam oram sola nucha interjaceret*, und rühmt, dafs dadurch das aufgehobene Schlingvermögen in wenigen Stunden hergestellt worden. Auch da halfen sie vortrefflich, wo trotz der reichlichen Aderlässe, erweichenden Pflaster und Gurgel-Wässer, die Mandeln immer mehr anschwollen, so daſs das Schlingen unmöglich wurde. Sie sparten viel Blut, wenn sie gleich nach der ersten Aderlaſs angewandt wurden (Rat. med. p. 33. 34). *Pouteau* machte sie 2 Zoll breit, und 4 Zoll lang, und lieſs sie, damit sie recht kräftig einwirken konnten, 24 Stunden liegen. — Ich habe beobachtet, daſs die vesicatorirten Stellen, wenn die Pflaster lange lagen, auſser den hohlen Blasen, Geschwülste von weiſsem Fachgewebe bildeten, welche ungemein viele lymphatische Feuchtigkeit enthielten und ergossen, so daſs immer groſse Tücher durchnäſst waren. Eine solche Ausleerung muſs von innen ableiten und wohlthätig seyn. Doch sey man immer auf der Huth, daſs sich der Brand nicht ausbilde!

P. Frank rühmt von den Vesicatorien, daſs sie vortrefflich zertheilten, wenn die Entzündung rheumatischer Natur sey. — So wie man Vesicatoria in den Nacken, auf den Arm legte, so wendet man nun auch andere scharfe

Ableitungsmittel

an, z. B. Senfpflaster an die Waden, auf die Fuſssohlen, hier muſs man sie aber meiden, weil sie nach *Stoerk* (an med. II. p. 138) so unerträgliches Brennen verursachen, daſs dadurch die Nächte ganz schlaflos gemacht werden. Wenn man sie an die Waden lege, sey dieſs nicht der Fall. Und doch ist der Schmerz oft ungemein groſs, sobald man sie länger als bis zur leichten Röthung liegen läſst. — Bei Kindern hat man hierauf ganz besonders zu achten, weil das Schreien oft mehr schaden, als das Mittel helfen kann.

Thilenius empfiehlt Senf und Meerrettig zwischen die Schultern zu legen.

Gurgelwässer.

Wohl selten bekömmt jemand die Bräune, dem sie nicht verschrieben würden, und die Zahl der vorgeschlagenen ist so unermeſslich:

Quosque foret longe numerare molestius undae
Quam Libicae fluctus si numerare velis.

Bald bereitete man sie aus erweichenden Mitteln, Decocten von Malven, Verbascum, Feigen, bald aus zusammenziehenden, z. B. Salbey, mit kühlenden Salzen, oder auch zur

Unterdrückung der Entzündung mit Säuren, Lapis prunellae, den Saft von schwarzen Johannisbeeren versetzt, die sich in England einen solchen Ruf erworben hatten, dafs man sie *sqinancy berries* nennt. — Jene erweichenden, bei grofser Trocknifs und vielen Schmerzen, oder bei der Ueberzeugung, dafs die Zertheilung nicht mehr gelingen würde. — Die zusammenziehenden, um gelinde Entzündungen damit zu unterdrücken und den Uebergang in Fäulnifs zu wehren.

Aber schon *Lofsius* wollte 1672: dafs man seine Decocte aus Aqua hyssopi prunellae und Tussilaginis, mit Honig nur in dem Munde halten solle, ohne zu gurgeln, *ne gargarisando partes inflammatae commoverentur et fluxionem augerent.* Auch warnte schon *Jac. Oetius* gegen die scharfen Mittel, weil es weit sicherer sey, die lindernden allein anzuwenden. Siehe seine Observationes medicae, die *Schenk von Grafenberg* in Lib. II. Obs. med. Friburgi 1594. p. 60 mittheilt. — In neuerer Zeit vereinten sich die meisten Stimmen gegen das Gurgeln, *Pringle* versicherte, gar keinen Nutzen davon gesehen zu haben. *Storch* beobachtete solche Verschlimmerungen danach, dafs Delirien und Convulsionen entstanden. — Fast allgemein empfiehlt man jetzt die dazu bestimmten Mittel, nur erwärmt oft in den Mund zu nehmen und lange darin zu halten. So will *P. Frank* diese Bähung des trockenen Schlundes mit Malven-Decoct, Honig und Salpeter beschaffen. *Stoerk* ähnliche aus Altheen oder Säfte aus Mel rosarum, Syrupus mororum und Nitrum. *Fr. Hoffmann*, welcher gleichfalls die Nachtheile des Gurgelns, bei starken Entzündungen, erfuhr, empfahl Julepus Rosarum mit Salpeter und Campher, oder Hirschhorn-Gelée, oder das weifse vom Ei mit Wasser zusammen geschlagen, mit Granatsyrup und einigen von seinen Tropfen. — Diesen Mund-Bähungen sind anzureihen

Die Dämpfe.

Schon *Hippocrates* liefs sie durch einen weiten Strohhalm einathmen, aus Essig, Wasser, Oel, Origanum, Cardamom bereiten. — Der Idee gemäfs, die man fast bei allen Alten findet: dafs die Bräune mit reitzenden Mitteln behandelt werden müsse, empfahlen *Plater* und *Ruland* Bernstein-Dämpfe, *Blankard* aus Bier, worin Pfeffer und Aristolochia gekocht worden (Collect. med. phys. Ct. 7. Nr. 39) und der Holländer *Le Mort*, 1700, Dämpfe aus Mentha, Salvia, Ruta, Hedera terrestris, Flor. sambuci Chamomillae, langen Pfeffer, Wachs und Honig, aus welchen er durch Wasser und Rheinwein heiſse Dämpfe entwickeln und einathmen lieſs. So lieſs er auch ein Tuch über den Kopf decken, ein Eisenblech unter halten und mit Essig überschütten, so daſs der Dampf in den geöffneten Mund ziehen konnte. — Das Letztere stimmt ganz überein mit den Wasser- und Essigdämpfen, welche *P. Frank* aus einem vorgehaltenen Schwamm einziehen läſst. Diese erweichend kühlenden Dämpfe haben ungemein viel linderndes, und sind daher sehr zu empfehlen, man kann sie durch *Mudges* Maschine, Krüge, Trichter etc. einziehen, doch so, daſs der Dampf keine Verbrennung verursache.

Einspritzungen.

Kann man die Zunge so weit nieder drücken, daſs man in den Hintermund sehen kann, so ist es leicht, den Strahl aus der Spritze an den meist leidenden Ort zu leiten, wo nicht, so muſs auf den Löffel, womit man die Zunge niederdrückt, die Spritze doch so gerichtet werden, daſs jener dadurch getroffen wird. Unglaublich groſs ist, wie ich das hundertfach beobachtet habe, die Masse vom zähesten Schleim, welche das Spritzen zur gröſsten Erleichterung herauf bringt. Gesetzt auch, es erfolgte danach ein momentanes Würgen oder Brechen, so war dies immer wohlthätig, nie schädlich. Die Kranken konnten gleich besser reden, schlucken und die Kinnbacken weiter auseinander bringen, und so das fortgesetzte Spritzen leichter und besser ertragen. Die Kranken müssen den kleinen Schmerz nicht achten, die Erleichterung ist nachher um so viel gröſser und gewiſs! Ganz kann ich aus vielfacher Erfahrung in das Lob mit einstimmen, was ihnen der hocherfahrene *Wendt* in Erlangen ertheilt (Heft 1. p. 33, 34). Haben zarte Kinder nur erst einmal die Wohlthat der Entleerung des Schleims gefühlt, so fordern sie nachher selbst zum Spritzen an. Damit bei ihnen der erste Eindruck keine Widerspenstigkeit errege, und sie an den Anblick der Spritze gewöhnt werden, räth *Wendt*, ihnen zuerst bloſs einen süssen Saft zwischen Zahnfleisch und Lippen einzuspritzen, dann ein wenig über die hintern Zähne weg in den Mund hinein, bis sie es so lernen, den Mund dazu gehörig zu öffnen. Man lasse sie zuerst mit der Spritze spielen, und nehme nur erst eine recht kleine. — Dafs man langsam und sanft, dem Grade der Entzündung angemessen, spritzen müsse, bald die blandesten Mittel wählen müsse, wenn jene heftig ist; z. B. nur Decocte von Altheen, Feigen, Süfsholz, Flieder in Milch und Wasser gekocht, mit etwas Spiritus Mindereri, Salmiac, nitrum, nur ʒj — ʒjj auf ein Pfund Decoct, oder mit ein wenig Oxymel simplex; bald die reizenderen, wenn ein mehr atonischer Zustand eingetreten ist, bedarf kaum einer Erinnerung.

Zuweilen ist der Mund so verschlossen, dafs diese wohlthätige Operation unterbleiben mufs, aber da haben wir in den

Einspritzungen durch die Nase

ein sehr gutes Ersatzmittel. Schon *Verdrier* in seinem Compendio anatomico und *Littre*, machten darauf aufmerksam, aber man fürchtete das Eindringen der Injections-Masse in die Luftröhre, da sich aber das Mittel dem *Ehlen* (Observatio de injectione per nares, Wirceb. 1778.) so wohlthätig bewies, als ein junges Frauenzimmer in einer Bräune des ganzen Hintermundes gar nichts mehr hinunter bringen konnte, und nicht nur den verdickten Schleim aus der Nase weg nahm, welches er eigentlich nur bezweckte, sondern bei den spätern Einspritzungen des Gersten-Decocts mit Oxymel, oder der Milch und des Wassers, diese leicht verschluckt wurden, so diente dieses Mittel nicht nur zur Reinigung des Halses, sondern auch zur Ernährung. Man beobachte nur dabei, dafs der Kopf mehr vor, als zurück gebogen werde, damit sich der Oesophagus erweitere, und lasse den Athem anhalten, damit nichts in die Luftröhre falle.

Der alte *Decker* sah schon grofsen Nutzen von den Einspritzungen (Exercitat. pract. Cap. 5. p. 242). Er bediente sich der Altheen, Malven, Flieder-Abkochungen in Weifsbier, und mischte Honig, Weingeist und etwas Salmiak-Spiritus hinzu.

Ich wählte Flieder-Decoct mit Honig, oder Oxymel. —

Friedr. Hoffmann, der sie bei starken acuten Entzündungen fürchtete *(ubi magnus dolor et siccus ardor aderat)*, wandte sie doch bei starken Schleim-Anhäufungen an. — *Storch* will sogar Delirien und Convulsionen danach beobachtet haben, und auch *Stahl* (Obs. Clin. p. 76) warnt dagegen. — Aber *Scheidemantel* sah grofse Erleichterung, und *Delius* (Amoenitates medicae. Lips. 1745. p. 29) meint, es genüge nicht, dafs man ein- bis zweimal des Tages spritzen lasse, es müsse stündlich geschehen. — Nur solle man nicht bei excoriirten Theilen durch ihre Reizung neuen Zuflufs erwecken und so schaden. Pag. 121 finden wir eine Observation, wo das wirklich geschah.

Bei noch fortdauernder Geschwulst und sehr gedämpfter Entzündung, kann man sich zum Einspritzen der reitzenderen Decocte von Salbey, Origanum, Satureja, Pimpinella, Agrimonium, ja der Sabina bedienen, und sie noch mit Essig und Pimpinell-Essenz verstärken. Dergleichen nur ja nicht im Anfange! Ich habe vom blofsen Gurgeln damit viel Unheil gesehen. Die Temperatur des Spritzmittels mufs warm seyn; in den Eph. Nat. cur. Dec. III. An. VII. finden wir p. 156 eine warnende Beobachtung von *S. Ledel*: *de febre ab injectione decocti frigidi in fauces.*

Bei Erosionen und grofser Empfindlichkeit sind Lecksafte von Quittenschleim mit Rosenhonig, oder von Oelen mit Eidotter und Zucker, oder, wenn es die Oeffnung des Mundes gestattet, das Pinseln damit, sehr zu empfehlen.

Diät.

Marcus Gatinaria empfiehlt in seinem raren Buche (de curis aegritudinum, 1539) kühle Luft, und dafs die Kranken ein oder zwei Tage stehen, und nichts weiter geniefsen sollen, als Ptisanen von Roggenmehl, Pag. Fo. XVIII. *Fr. Hoffmann* verbietet das Reden, weil jede starke Bewegung der Zunge das Uebel vermehre, p. 401. — Des Nachts mufs man den Mund mit Flor bedecken, damit er nicht noch mehr austrockne. — Wo nichts geschluckt werden kann, ist Nährung durch Lavements erforderlich.

Behandlung der Angina suppuratoria.

Erkennt man die Unmöglichkeit der Zertheilung aus den oben angegebenen Zeichen, dann mufs man die Zeitigung des Abscesses auf alle Weise befördern; erweichende Dämpfe einathmen lassen, erweichende Cataplasmata von Malven, Verbascum, Leinsamen, mit recht viel Oel, oft frisch erwärmt, überschlagen, oder wie *Reil* will, mit Milchrahm gurgeln lassen, was aber wohl kaum, mit einer so fetten Flüssigkeit möglich zu machen seyn dürfte. So wie mit der Vermehrung der Respirations-Beschwerden, das Klopfen in der Geschwulst zunimmt, mufs man Einspritzungen von erweichenden Decocten machen lassen. Ich habe dadurch unmittelbar, oder durch das darauf erfolgende Würgen, oft den Eitersack platzen sehen, und so sind sie mir ein Ersatzmittel geworden, wo jede Anwendung eines Instruments hartnäckig verweigert wurde. Auch *Thilenius* versichert, dafs ihm ein paar Mal die Oeffnung durch Einspritzungen gelungen sey. Soll es gegurgelt seyn, so sind Feigen- und Möhren-Decocte gewifs besser.

Wenn *Recollin*, und sogar neuerlich noch *Dreyſsig* (p. 312) den Rath giebt, um die Kranken schneller von ihrer Qual zu befreien, bei Verspätung des Durchbruchs, die Reife des Abscesses nicht abzuwarten, sondern zeitig einzustechen, weil er beobachtet, dafs wenn auch kein Eiter komme, dennoch der Ausflufs einer zähen blutigen Materie sehr erleichtere; so ist das ein sehr verwerflicher Rath. Denn öffnet man früher, als alle Geschwulst bis auf den Grund erweicht ist, so erneuet sich die Entzündung bei der geringsten Gelegenheit wieder, oder es bleiben Geschwülste zurück, die in Verhärtungen übergehen.

Die Alten bedienten sich zum Oeffnen des Abscesses, eines Stückchen Schwamms, von der Gröfse einer Haselnufs, suchten es hinab zu würgen, und wenn es aufgequollen seyn konnte, zog man es rasch, mittelst des daran befestigten starken Fadens, herauf. Andere nahmen halb gar gekochtes gesalzenes Fleisch dazu, oder man bediente sich auch spitzer hölzerner Messer [arculaneus (Libr. pract. de squin. p. 73), *Leonel* (Practica Cap. 19), *Hollerius* de curandis morbis Lib. 1. Cap. 23.], ja auch schon des Scalpels Faventinus (Pract. med. c. 19. p. 176.), oder der spitzen Nägel. — Kann man den Mund so weit öffnen, dafs man den Eiterheerd sehen kann, so hat die Oeffnung mittelst eines Scheidenmessers etc. keine Schwierigkeiten, und ist um so mehr zu empfehlen, als man dadurch das Leiden abkürzt und Fisteln verhütet; wo das aber nicht der Fall war, da ist es mir schon oft gelungen, an der leidenden Seite den Zeigefinger einzubringen, und die dann schwappende Geschwulst so zu drücken, dafs sie aufsprang. Dies ist ein Mittel, wozu schon *Gatinaria* (l. c. Fo. XIX.) rieth, wenn das Kauen von harten Brodrinden nicht helfen wollte. — Was dort der Druck nicht allein beschafft, das thut oft das dadurch hervorgebrachte Würgen, welches man, bei sehr verschlofsnem Munde, mittelst einer in Oel getauchten Feder bewirken kann, oder endlich: durch ein Brechmittel selbst. Zwar könnte uns das Beispiel von *Trincavella* (De vomit. rit. adhib. Cap. 2) davon abschrecken, der eine Frau dabei ersticken sah! aber viele andere Beobachtungen zeigen die Unschädlichkeit und Nützlichkeit. So z. B. die Beobachtungen von *Seins*, der schon die Bronchotomie machen wollte, als die Kranke noch 10 Gr. Vitriol hinab zwang, und dadurch Erbrechen, Platzung und Rettung bewirkte (l. c. p. 57). Die Beob. von *Pringle* (Kr. einer Armee). *Benkoes* (Ephem. I. p. 69.) und *Thilentus*, welcher versichert: nicht wenige dadurch gerettet, und nie geschadet zu haben. — Die Gefahr wird dann um so weniger bedeutend seyn, wenn uns das Klopfen, und der Tag, wo die Ruptur gewöhnlich zu erfolgen pflegt, bei der Anwendung leiten.

Man hat nun auch noch andere Mittel zum Oeffnen angewandt, z. B. die Berührung des Abscesses mit Oleum vitrioli, *Ruland* (Centur. VI. Curat. 82) nahm zum Gurgeln 2 Pfd. weifsen Wein, mit 30 Tropfen Vitriolöl, was doch immer sehr unsicher bleibt. — So schrieb man (*Aetius* und später *Douynet*) dem Agaricus eine öffnende Kraft zu, aber die Ingredienzen, worin der letztere ihn maceriren liefs (Altheen-Decoct, Feigen, Ingver, mit dem 4ten Theil Wein), konnten allein schon, erweichend und reizend, die Ruptur bewirken.

Damit das Aufplatzen nicht, wie bei der Kranken von *Fr. Hoffmann*, Erstickungs-Gefahr hervorbringe, oder Kinder wirklich ersticke, mufs man sie selbst des Nachts immer bewachen, um ihnen gleich zu Hülfe eilen zu können, und sie auf die Seite legen.

Ist der Abscefs geöffnet, so reinigt man ihn durch fleifsiges Gurgeln oder Spritzen mit Gersten-Decoct und Rosenhonig.

Oeffnet sich der Abscefs hoch oben, so mufs man ihn, mit Schwämmen, welche an Stäbchen befestigt sind, recht oft ausdrücken, damit man Fisteln verhüte. — Sind sie wirklich entstanden, dann mufs man den Eitersack weiter öffnen (*Colomb* p. 333).

Schreitet die Eiterung zu träge fort, oder will die Geschwulst nicht zum Zertheilen oder Eitern, dann empfiehlt *Reil* das Gurgeln von schwarzem Senf-Aufgufs. — *Thilenius* den Mercurius saccharatus trocken in den Mund zu geben, oder ein Infusum Hb. menth. pip. mit ⅙ Spiritus Mindereri und Honig, zum Gurgeln, oder tiefes Schröpfen. — Hier sind die äufsern stets warmen, reitzenden Umschläge zu empfehlen. Jede äufsere Geschwulst, die im Verlauf der Krankheit am Halse erscheint, mufs man kräftigst zu fördern suchen, und täglich nachforschen, ob man nicht tiefere Schwappung entdeckt, die man dann zeitigen und baldigst, ohne Verletzung der grofsen Blutgefäfse und Nerven, öffnen mufs. *Lanfrancs* Beobachtung (Chirurgiae majoris doctrina 2. Tract. 3. Cap. 5.) ist hier musterhaft; er rettete durch den äufsern Einschnitt eine Frau, die schon mehrere Tage zu ersticken fürchten mufste.

Zuweilen mufs man die ganze Kur wiederholen, wenn die Bräune an der einen Seite gehoben ist, und nach der andern übergeht.

Zuweilen bleiben kleine Geschwürchen zurück, welche aus den Pusteln entstanden. Diese Pusteln mufs man durch viele warme erweichende Getränke zu öffnen und so zu heben suchen. Schmerzen die Geschwürchen sehr, so legt man ein Cataplasma von gequetschtem Mohn etc. um den Hals, und wenn das nicht hilft ein neues Vesicator. Zuweilen sind sie aphthöser Natur, was die Nebenzeichen lehren müssen, dann helfen kleine Brech- und Laxir-Mittel und Pinseln mit Borax und Rosenhonig.

Zuweilen sind sie Scorbutisch, dann China mit

Vitriol-Säure, Malztrank, Pinseln und Gurgeln mit China-Decoct mit Salzsäure, oder mit Essent. Balsami Peruviani in Rosenhonig. — Man achte ja darauf, dafs die Geschwürchen rein bleiben, dazu dient das Gurgeln und Einspritzen von einem Infuso agrimonii virg. aur. (ā Mplj), wo man denn zu der Colatur von einem Pfund noch ʒj Polichrest-Salz und ℥jß Rosenhonig oder Myrrhen-Essenz mischen kann. Wenn man hinterher mit R. Nitri depur. ʒß Mellis Ros. ℥jjß Muc. sem. cyd. ℥ß pinselte, so half das bei den meisten. Wurden, oder blieben sie aber doch unrein, oder wuchs gar wildes Fleisch heraus, dann pflegte folgendes Mittel zum Pinseln bald zu helfen: R. Sal. Polychr. ʒj Mellis Ros. ℥jjß Unguent Aegyptiaci ℥ß.

Bei der *Angina suppuratoria spuria*, welches blofs eine scheinbare Eiterung und nichts als abgesonderte plastische Lymphe ist, helfen bald, die Wegnahme derselben durch Gurgel-Wasser, Finger, Spatel (*Stoll* p. 9).

Zurückbleibende Verhärtungen.

Wie unser vortrefflicher *Reil* sagen konnte: die Angina scirrhosa hat den typhösen Character, den Character der Lähmung, begreife ich nicht!

Man mufs hier zweierlei zurückbleibende Drüsen-Geschwülste annehmen.

1) Die, welche aus dem Ergufs plastischer Lymphe entsteht, die so gut im innern der Drüse als auf deren Oberfläche ausschwitzt, und hier so gut zur organischen Masse wird, als zwischen Lunge und Pleura etc. Sie vergröfsert das Volumen der Mandeln, giebt ihnen die höckerigere Form und Härte, ohne deswegen Krebs zu seyn, oder in Krebs überzugehen. Diesen Ausgang glaube ich für die reine, stark entzündliche Form der Bräune annehmen zu müssen. Wo wäre da aber wohl etwas typhöses, der Character der Lähmung zu finden?

2) Finden wir eine mehr glatte, wäfsrige, schwammige, aus wirklicher Schwäche zurückgebliebene Geschwulst, als Folge einer serösen Ergiefsung in das Fachgewebe, bei der serösen, weniger energischen Bräune. Aber zwischen Mangel an Energie und wirklicher Lähmung, ist doch wahrlich ein grofser Unterschied!

Diesen genannten Verschiedenheiten mufs sich nun auch die Behandlung anpassen. Bei der ersten Art sind Resolventia, Taraxacum, Cicuta, Seifen, Ammoniak-Gummi, Asa foetida, Salia media, Mercurialia, mit gehöriger Vorsicht, innerlich und äufserlich angezeigt, mitunter auch kleine Vesicatoria und dieser Idee entsprechende Gurgelwasser. Von der Electricität habe ich oft, bei Drüsen-Verhärtungen, grofsen Nutzen gesehen, und die Beobachtungen darüber in den Altenburger medicinischen Annalen niedergelegt. — Aber schwerlich wird man die Drüsen in ihre alte Form zurück bringen. Wo sie nicht am Schlucken und Sprechen hinderlich sind, da überlasse man sie ganz der Natur; wäre dies aber von Bedeutung, oder machte die Geschwulst Miene in Krebs über zu gehen, dann bliebe uns noch die Exstirpation, oder die häufige Anwendung von Aetzmitteln, durch eine Röhre angebracht. — *Quarin* empfiehlt Oleum tartari per deliquium in Spiritus salis marini aufgelöset (l. c. p. 53). Bei der zweiten Art mufs man mehr Ton zu geben suchen, durch reizende, stärkende Gurgelwässer und Einspritzungen, z. B. von Rothwein, Aufgüssen von schwarzem Senf, Auflösung des Ammoniaks. *Theden* rühmt hier seine Arquebusade oder Acetum lythargyri mit Wasser verdünnt, und das Phlegma aluminis als die besten und sichersten Mittel (Neue Erf. und Bem. 1. Bd. p. 165).

Das oft wiederholte Bestreichen der Mandeln und des Zäpfchens mit einem nassen Pinsel, der so eben in Alaun-Pulver getaucht worden, ferner Gurgelwässer aus Eichenrinde, Bistorta haben mir oft recht gute Dienste gethan. Ferner das öftere Gurgeln mit kaltem Wasser, der Genufs des Eises. — Scarificationen, Beschneidungen des Zäpfchens und der Mandeln; jenes schnitt *Acrell* schon während der Bräune ab und sah davon baldige Heilung. — Ferner *Zacharias Vogel*, *Alix*.

Zurückbleibende Geschwülste und Verengerungen des Schlundes erfordern Bougies.

Behandlung der Luftröhren-Bräunen.

Je gröfser hier die Lebensgefahr ist, je mehr mufs man hier mit der Hülfe eilen.

Blutausleerungen

finden hier den ersten Platz, theils um hier der Anschwellung und oft so schnellen Erstickung bei der *Tracheitis muscularis* vorzubeugen, theils um der Exsudation im Croup Grenzen zu setzen. — Ich verweise hier in Rüchsicht ihrer, auf die oben schon angeführten Beobachtungen, und mache nur noch in Hinsicht auf den Croup Nachträge.

Als Anpreiser und Beobachter des glücklichen Erfolgs der Blutausleerungen, müssen hier genannt werden: *Home*, *Salamonn*, *Middleton*, *Wahlbom*, *Rumsey*, *Michaelis*, *Bayley*, *Raef*, *Albers*, *Ferriar*, *Vieusseux*, *Cheyne*, *Field*, *Alexander*, *Hufeland*, *Jonas*, *Fielitz*, *Lentin*, *Olbers*, *Carron*, *Cullen*, *Fauchier*, *Reil*, *Gutfeld*, *Thilenius*, *Hopf*, *Goelis*, *Jahn*, *Formey*, *Marcard*, *Latour*, und ganz vorzüglich *Jurine*, der aus eigenen und seiner Freunde Beobachtungen 54 Krankheitsgeschichten vom glücklichsten Erfolg, und nur 14 von der Nutzlosigkeit anführen konnte, unter diesen waren aber 3 Kranke, zu welchen er erst am 3ten Tage gerufen wurde, zwei, wo dies am 4ten, einer, wo es erst am 5ten Tage geschah, und die Sectionen zeigten solche Ueberfüllungen der Luftwege mit Pseudomembran, dafs wohl nichts mehr helfen konnte. — Bei 5 Kranken wurden allerdings die Blutausleerungen früh angewendet, aber auch unter mehreren störenden, ungünstigen Umständen. — Ich habe in meiner Schrift über den Croup mehrere eigene Beobachtungen angeführt, die den grofsen Nutzen der Blutausleerungen beweisen, und würde, wenn ich nicht zu schüchtern mit den Wiederholungen gewesen wäre, gewifs mehrere gerettet haben! ein Bekenntnifs, wozu mich spätere zahlreiche Beobachtungen bestimmen, woraus hervorgeht, dafs die Kinder, wo Vorurtheil, Schwächlichkeit etc. keine Blutentleerungen zuliefsen, meistens starben, dagegen die fast alle gerettet wurden, die bis zur nahen oder vollen Ohnmacht bluteten. — Auch *Albers* war nicht dreist genug mit den Blutentziehungen, in den spätern Jahren überzeugte er sich auch hiervon. — Den obigen Namen von Beobachtern des Nutzens der Blutausleerungen, könnte ich noch viele anreihen, z. B. *Portal*, *Hosack*, *Blaud*, *Walcker*, *Borrowe*, *Dick*, dieser versichert, dafs im Winter 1799 mehr als 30 Kinder dadurch gerettet worden. — *Pallonius, Hillary, Goeden, Albers* in Wunstorf etc.

Je mehr die Kranken der zarteren Kindheit entwachsen, je mehr sind zuerst die allgemeinen Aderlässe und dann die örtlichen angezeigt. *Albers* in Wunstorf legt den allgemeinen grofse Vorzüge bei. So lange er sich nur auf Blutegel beschränkte, verlor er viele Kinder, einmal innerhalb vier Wochen drei, seitdem er grofse allgemeine Aderlässe vornahm, keinen. Das Schreien sey bei Ansetzung der Egel schädlich. Die Operation daure zu lange, der Hals werde dabei erkältet, und man könne die Menge des Bluts nicht genau bestimmen (*Horn,* Arch. 1813. p. 529). — Auch vier Beobachtungen von *Cheyne* und die *Jurin*'schen reden ihnen das Wort. — Manche wollen die Drosseladern öffnen, und halten es für leichter als am Arm, weil sie mehr aufgeschwollen wären, allein ich warne mit *Hosack* dagegen, weil der Hals zu fest gebunden werden mufs, wenn die Ader nicht beim starken Husten zu leicht wieder aufspringen soll. — Je kräftiger und vollsaftiger die Kinder sind, je mehr schon ein Allgemeinleiden vorhanden ist, je dringender die Gefahr ist, je mehr verdient das allgemeine Aderlafs den Vorzug. *Hosack* empfiehlt dazu eine Ader auf dem Handrücken, die man selbst bei 6 Wochen alten Kindern mit den Fingern unterscheiden könne, wenn man sie auch nicht sähe (p. 20).

Zu örtlichen Blutausleerungen verdienen die Blutegel vor allen andern den Vorzug, ich habe die Furcht der Kinder und so das Schreien am besten verhütet, wenn ich die Egel in ein erwärmtes Medicinglas, mit grofser Mündung (ein Glas, woraus die Vögel ihr Wasser bekommen), setzte und dies in der Hand ganz bedeckt ruhig auf den Fleck hielt, wo die Egel saugen sollten. Dies geschah gewöhnlich bald, und die Versicherung, wenn sie das Stechen fühlten, es habe eine Fliege, ein Floh gestochen, die man wegjagen wolle, beruhigte sie bald.

Die tausendfachsten Erfahrungen reden den Blutausleerungen zu sehr das Wort, als dafs ich mich bei Widerlegung derjenigen aufhalten sollte, die sie ganz verwerfen, noch bei denen, die sie anwandten und doch keine

Hülfe sahen. Wenn *Goelis* bestimmte, dafs sie nur im entzündlichen Stadio angewendet werden sollten und nicht im exsudatorischen, so hätte er uns auch über die Zeichen der Grenzen belehren sollen. Die Entzündung und neue Abscheidung dauert häufig noch fort, wenn Stücken ja ganze Canäle von der Pseudomembran schon ausgeworfen sind.

Man hat *Lentin* vorgeworfen, dafs er zu methodisch allemal Blutausleerungen verlangt habe, aber er rettete mehrere Kinder ohne Blutausleerungen, wollte sie nicht, wo es mit der Ausschwitzung schon gar zu weit gediehen. In der That, wenn man sich oft von der Wohlthätigkeit schleuniger Hülfe, von der sofortigen grofsen Erleichterung überzeugt hat, kommt man leicht in Versuchung, sie in jedem wahren Croup anzuwenden, mit Ausnahme des faulichten Zustandes, wozu sich auch bisweilen Ausschwitzung gesellt. — Kräfte kann man herstellen, aber die zu tief eingerissene Entzündung nicht mehr heben. Mit Verwunderung sieht man, wie *Jurine* selbst schwachen Subjecten kräftig Blut entzog, und bemerkt freudig, dafs er sie rettete. — Man lasse sich ja nicht durch Scheinschwäche, besonders nicht durch den hier so trüglichen Puls davon abhalten.

Besonders dringend erforderlich sind sie: Bei gesunden, starken Kindern, plötzlichem Eintritt, wenn bald das ganze System leidet, die Luftröhre schmerzt, wenn gleichzeitig Entzündungskrankheiten herrschen, in der Periode des Zahnens, im höheren Alter, bei Zeichen vieler plastischen Kraft, des sthenischen Zustandes, beim Mitleiden der Lungen, des Kehldeckels, — bei starken Congestionen und geringen Remissionen.

Diese Erscheinungen müssen dann auch über die Menge des zu lassenden Bluts entscheiden. — Unser *Vogel* hat sehr Recht, wenn er sagt, man müsse bei so grofser und schneller Lebensgefahr nicht zu ängstlich das Blut messen! — Obgleich *Albers* beobachtete, dafs es keine Gefahr brachte, wenn Kinder bis zu Ohnmachten bluteten, so war er doch zu scheu, setzte z. B. zweien Säuglingen nur einen Blutegel, und bei 9 Kindern von beinahe einem bis zu 5½ Jahren, finden wir nur immer drei gesetzt, obgleich Kinder mit recht kräftigen Körpern darunter waren. *Jurine* setzte dagegen in dieser Lebensperiode gewöhnlich sechs; — ich habe ein reichliches Bluten, bis zum Erbleichen der Lippen, immer am wohlthätigsten gefunden, und da leider zu Zeiten durch öftere Wiederholungen nicht retten können, wo es an Egeln gebrach, oder diese nicht saugen wollten. Eine recht grofse Herabstimmung ist immer erforderlich. *La saignée*, sagt *Dick*, *n'est d'aucune utilité si elle ne procure pas la defaillance* (*Valentin*, p. 523), und auch *Ghise* fand nur in reichlichen und wiederholten Aderlässen, in der Epidemie zu Cremona, Hülfe. *v. Swieten* forderte schon bei der Entzündung des Larynx Aderlässe *ad animi deliquium usque* (l. c. p. 272, 73); dasselbe forderten *Baglay*, *Farriar*, *Alexander*, *Fielitz*, *Thilenius*. Er läfst 4 bis 10 Blutegel setzen, *Michaelis* 8 bis 12. — *Cheyne* bis zu Neigungen zur Ohnmacht, *Stoll* bis zum Erbleichen. *Reil* versichert, dafs auch Kinder starke Blutausleerungen ertrügen.

Marcus geht aber auf jeden Fall zu weit, wenn er zwei- bis siebenjährigen Kindern 8 Unzen bis 1 Pfd. Blut zu entziehen räth.

Je kräftiger die erste Venaesection wirkt, je weniger sind

Wiederholungen erforderlich, die man nicht versäumen darf, wenn die Zufälle irgend wieder stürmisch werden und die Kräfte des Kindes nicht gar zu sehr gesunken sind. Ich mufste bei einem anderthalbjährigen Knaben, dem ich zuerst 3 Blutegel gesetzt hatte, bei neuer Entzündung, trotz der schon ausgeworfenen Pseudomembran, noch fünf anlegen, und nur dann, als die Augen einsanken, die Lippen erbleichten, erfolgte augenscheinlich die Besserung und Rettung. — Ein Beweis, dafs man auch noch in der spätern Periode mit Nutzen Blut entziehen kann, und davon Rettung erwarten darf. *Jurine* hat mehrere Beispiele von drei- bis vierfachen Wiederholungen, und eins, wo, als Blutegel nicht helfen wollten, sogar ein allgemeiner Aderlafs, das Uebel sogleich und gründlich hob.

Wie man die Blutung unterhalte, wie man sie stille, ist aus der allgemeinen Therapie bekannt.

Innnere Kühlungs- und Schwächungsmittel.

Das kalte Wasser, dem *Michaelis* d. ä. so viel trauet, und wogegen *Hopf* und *Fr. Hoffmann* warnen, habe ich nur einmal, aber bei schon weit gediehener Krankheit, mit so groſser, und jedesmal augenfälliger, Verschlimmerung angewandt, daſs ich mich nie wieder dazu verstehen würde. — Salpeter entspricht der Idee der Krankheit, besonders bei starken Fiebern, ganz, nur nicht nach *Marcus*, der immer die Extreme suchte, und dem es auf ganze Hände voll Noten gar nicht ankam, in 24 Stunden zu ℥ß.

Der Salmiak ist immer mein Lieblings-Mittel gewesen, und ich glaube manchen beginnenden Croup, besonders, wenn er aus Catarrhen entsprang, allein damit besiegt zu haben. Da es nun einen dem Croup sehr ähnlichen Catarrhal-Husten giebt, so ist es möglich, daſs *Hopf* wohl diesen für Croup genommen hat, wenn er vom Salmiac behauptet, er könne die Blutausleerungen ersetzen, indem er in 6 Stunden die Zufälle schon auffallend mindere. — *Arnemann* und *Jahn* sind auch seine Lobredner.

Das *Oxymel simplex* kann, wo kein Merkur gegeben wird, dem Getränke zugemischt sehr nützlich seyn. *Loebenstein Loebels* Anpreisungen verdienen keinen Glauben. — Was *Gruithuisen* in der Salzburger Zeitung vom Essig rühmt: in sehr miſslichen Fällen sehr schnelle Genesung davon gesehen zu haben, selbst wenn die Krankheit schon auf dem Akme stand, und daſs Aderlässe dadurch überflüssig gemacht würden etc. etc., glaubt gewiſs kein Arzt, der den Croup genauer kennt.

Die Vitriol-Säure ist, in Form des *Haller*'schen Sauers, vom Prof. *Loebel* empfohlen, das ist genug, um sie nicht zu empfehlen.

Von den Ausleerungsmitteln.

1) Brechmittel.

Ich schweige hier von der Differens über den Zeitpunkt der Anwendung, die zwischen *Albers* und seinen Gegnern, *Sachse*, *Jurine* und *Formey* herrscht, wonach jener sie als allerersles Mittel anwenden will, diese aber, nachdem der Entzündungsreiz erst durch Blutausleerungen gemindert worden. Die Verhandlungen darüber findet man in *Hufelands* Biblio-

Bibliothek Bd. 38. p. 34. etc. Die Differenz läfst sich schlichten, sobald man in bedeutenden Catarrhen auch schon den Anfang des Croups (wie *Albers*) sieht, da können sie allerdings das Uebel oft allein heben; wo sich aber der Croup wirklich schon ausgebildet hat, da schaffen sie, ohne vorgängige Blutausleerung, wenn sich nicht gar Verschlimmerung zeigt, nur kurze Zeit, durch Abspannung Nutzen! Thut das so häufig nur die erste Ausleerung des Bluts, auf kurze Zeit, wie kann da das ohnmächtigere Brechmittel bleibend fruchten! — Dasselbe Urtheil von nur kurzer Beschwichtigung, fällt auch *R. Collard*. Vergleiche hier die 27ste, 28ste, 41ste und 61ste Obs. von *Jurine* und die 10te, 11te, 24ste von *Sachse*. — Aber unser *Albers* selbst blieb auch seiner Theorie nicht treu, wovon seine 2te und 6te Observation zeugen. — Der Grundsatz mufs fest stehen: Wo sich die Krankheit sehr leicht zeigt, wo man über die wirkliche Existenz des Croups noch unentschieden ist, der Kranke schwach, scrophulös ist, vorher viel gegessen hat, da mag man zuerst den Körper durch ein Brechmittel reinigen, vielleicht kann man noch dadurch die Krankheit coupiren, wie das *Vitalis* und *J. Lauduns* Beobachtungen, beim *Valentin* p. 90 und 95, zeigen. Wo sich aber der Croup als wirklich ausgebildet zeigt, mufs allemal die Blut-Entziehung voraufgehen. *Jurine* sagt sehr wahr: man müsse erst die reizende Ursache wegschaffen, ehe man die Wirkung heben wolle. — Ich habe mich gewifs überzeugt: dafs Brechmittel, ohne vorher geminderte Entzündung, bei Starken durch Blutlasse, bei Schwächlichen durch Salmiac oder Quecksilber, schaden, indem das Würgen die entzündeten Theile noch mehr reizt, das Blut noch mehr zum Kopfe treibt. Gab ich sie früher so entsprachen sie meinen Erwartungen nie.

Im Verlauf der Krankheit kann ich sie nicht genug preisen, und durch meine Krankheits-Geschichten, namentlich durch die 11te und 16te, habe ich es bewiesen, wie gern ich die Kranken stets unter ihren Einflufs liefs, sie in kleineren Gaben als Würge- und Lösungs Mittel der Pseudomembran, des Schleims, des Hautkrampfs gab, und dann wieder in recht grofsen Dosen, um das, was selbst noch nach geminderter oder gehobner Entzündung, zur Erstickung beitragen konnte, wegzuschaffen. Und diese meine Beobachtungen kann ich ganz durch *Albers* 16te Observation bestätigen. Wie Kinder dadurch vom Tode zum Leben zurück gebracht werden können, zeigt die *Jurin*'sche 44ste Observation. — *Formey* ist ebenfalls ihr grofser Lobredner. *Maerker* that halbe Wunder damit, und die Natur bewirkt es oft selbst, zuweilen noch während das Blut fliefst.

Hosak gab auch Brechmittel, wenn er die Krankheit im ersten Entstehen zu behandeln hatte, (wie höchst selten ist das möglich!) war aber das Uebel schon dem ganzen System mitgetheilt, dann liefs er erst Ader. — *Broussonets* Beobachtung zeigt uns die Fruchtlosigkeit der Brechmittel, ja den Schaden, bei Vollsaftigen, bevor man nicht venäsecirt hat. Eine ähnliche Observation finden wir bei *Jurine*. So sehen wir uns auch oft veranlafst, bei neuen Verschlimmerungen im Verlauf der Krankheit den neuen Brechmitteln erst neue Blutausleerungen vorauf zu schicken.

Ich will mich nicht bei den Gegnern der Brechmittel aufhalten, da ich ihre Meinungen schon in meiner Monographie 2. Bd. S. 108—12 geprüft habe. Die Zahl der Lobredner ist weit überwiegend.

Die Dosis der Brechmittel. Theils in meiner Monographie, theils in der *Hufeland*'schen Bibliothek l. c. p. 41, habe ich es ausführlich durch Fremder und eigene Beobachtungen erwiesen: dafs während des Verlaufs des Croups eine so grofse Gefühllosigkeit des Magens gegen Brechmittel statt finde, dafs man Kindern von anderthalb bis 2 Jahren Brechmittel wie bei Erwachsenen geben müsse, und dafs dies theils vom Druck des Bluts aufs Gehirn, theils vom abgeleiteten Wirkungsvermögen durch den Entzündungsreiz herzuleiten sey. Dafs man daher die Zeit ja nicht mit schwachen Brechmitteln verschwenden müsse. Dafs oft in der Blutausleerung das beste Mittel zu suchen sey, sie wieder wirksamer zu machen.

Antimonialia, besonders Brechweinstein und Vinum antimonii, verdienen mit Senega-Syrup den Vorzug, auch wohl Zusätze von *Ipecacuanha*, besonders bei Anlagen zu Durchfällen, diese nur ja nicht in Pulver-Form, ich habe es durch meine 35ste Beobachtung (Monographie p. 120.) bewiesen, dafs dadurch Erstickung herbeigeführt werden könne. — Die Noth hat mich öfter gezwungen, zu stärkeren Brechmitteln, zum weifsen Vitriol zu schreiten; auch *Maunier*, *Peschier*, *Jurine* und *Hosak* bedienten sich desselben, 3 Gran (bei 6jährigen) brachten keinen zu starken Erfolg. — Individuelle Verhältnisse müssen den Arzt bei der Auswahl leiten.

Der Mercur.

Oben habe ich gezeigt, dafs die alten Aerzte längst den Mercur in der Bräune anwandten. Nach dem Beispiel der Amerikaner, wandten ihn *Douglas* 1736 zuerst in England, *Lentin*, *Thilenius* 1784, *Bohmes* 1785 etc. zuerst in Deutschland, gegen den Croup an, und es mag genügen, hier nur die Namen derer zu nennen, welche ihn vorzüglich priesen.

Ohne voraufgehende andere Mittel gaben ihn *Kuhn* (18 Gr. auf den Tag 2jährigen) — *Bard. Redmann* (15 Gr.) — *Thilenius* (1 bis 2jährigen 12 — 24 Gr., 6jährigen bis 30 Gr. auf den Tag) — *Hamilton* (bis 30 Gr.) — *Autenrieth* (12 bis 40 Gr.) — *Litzmann* (12 Gr.) — *Schlüter* — *Eschenmeier* (10 bis 30 Gr.). Letzterer sagt: wenn 50 Gr. in 36 Stunden keinen Stillstand bewirkten, waren die Kranken unwiederbringlich verloren. — Solche Aussprüche kann man nur machen, wenn man von einem Mittel alles erwartet.

Nach voraufgehenden andern Mitteln: *Bard*, *Archers*, *Anderson*, *Mahon*, *Rumsey*, *Cheyne*, *Hamilton*, *Albers*, *Most*, *Thilenius*, *Loeffler*, *Michaelis* jun., *Rademacher*, *Schaeffer*, *Müller*, *Sachse*, *Trendelenburg*, *Rush*, *Dobson*, *Alex. Hamilton*, *Boehmer*, *Hecker*, *Harlefs*, *Gaelis*, *Treber*, *Winkler*, *Niemann*, *Loebel*. Die schrecklichsten Misbräuche machten unter diesen Beobachtern *Marcus* und *Wolf*. Der erstere wollte 100 bis 200 Gran in 24 Stunden geben, und dem letzteren war es nichts, wenn die Kranken durch den Gebrauch des Mercurs die Hälfte ihrer Kinnbacken verloren!

Ungünstige Erfolge beobachteten: *Grapengiefser* in Berlin, *Horsch*, *Schaeffer*, *Wolf*, *Wigand*, *Albers* (Obs. 8 und 12) und ich selbst, wovon die Krankheitsgeschichten meiner 14ten, 31sten und 32sten Kranken zeugen.

Um nun dem Mercur den rechten Platz im Croup nachzuweisen, mufs man besonders die Fälle prüfen, wo er nicht zur Heilung ausreichte, und da ergaben nun die Beobachtungen: dafs er nie und nimmer das Aderlafs ersetzen könne, dafs diefs also vorauf gehen müsse, wenn ein ächt sthenischer Croup zu behandeln ist. Wissen wir nun von allen Entzündungs-Krankheiten, wie wichtig jede neu erweckte Thätigkeit zur Ableitung des Entzündungsreizes und der Säfte wirkt, so mufs uns der Mercur ein besonders liebes Mittel seyn, da er durch die specifisch grünen Stuhlgänge, welche er bewirkt, eine Reizung im Unterleibe, eine alienirte Secretion documentirt. — Seine Wirkung auf die Speicheldrüsen zeugt noch mehr von seinen obbenannten eigenthümlichen Kräften, und längst hat uns die Erfahrung gelehrt, dafs er die Secretion der Lymphe beschränkt und ihre Resorption begünstigt. Es ist eine ungegründete Furcht, wenn man glaubt: der Mercur schade durch Diarrhoe, ich habe im Gegentheil diese immer sehr gern, immer erleichterud gesehen, so auch *Goelis*; nur wäfsrig und erschöpfend darf sie nicht seyn, sie möchte dann einen recht starken Körper befallen.

Man hat neuerlich die Einreibungen des Quecksilbers, namentlich *C. Weber* (p. 210.), für völlig unwirksam erklärt, obgleich ich in meiner Monographie mehrere Beobachtungen mitgetheilt habe, nach welchen sie ganz allein die Heilung bewirkten, namentlich die von *Ellisen* p. 245. und andere, nach welchen die Wirkung auch sehr schnell erfolgte p. 250. 51., theils bei Auflösung von Geschwülsten, theils indem vicariirende Thätigkeiten in den Speicheldrüsen gar bald entstanden p. 454. — auf deren gute Wirkung wir um so sicherer rechnen dürfen, da wir in der Bräune, beim Scharlach, die Salivationen kritisch beobachteten. Quecksilber ist gerade in unserer Krankheit ein so wichtiges Mittel, weil es so vortrefflich auf alle Excretions-Wege wirkt; weil es, den höchsten Grad der Entzündung ausgenommen, auf alle übrigen, selbst mit asthenischen Zuständen verbundenen, pafst.

Als Gegner des Mercurs habe ich in meiner Monogr. T. 2. p. 259. genannt: *Gutfeld*, *Kapp*, *Pearson*, *Mi-*

chaelis d. ä., *Maerker*, *Cheyne* und *Des Essart*, welchen ich hier noch, *Raschig*, *Jurine* und *Hoffmann* in Darmstadt beifüge. Letzterer redet besonders von den Nachtheilen für die fernere Gesundheit, ohne seine Behauptung: dafs Calomel Blutspeien und Phthisis purulenta erregt habe, auch nur mit einer Beobachtung zu belegen.

Man gebe nicht eher Mercur, als bis die starke Entzündung durch Blutausleerungen gehörig gemindert worden, ohne diese Mafsregel hilft er gar nichts. — Man gebe nicht zu kleine Dosen, aber auch keine *à la Wigand* und *Marcus*, vergiftende; in den meisten Fällen wird stündlich ein Gran genügen. Nach den verschiedenen Zwecken verschieden, da z. B., wo man, wie *Redmann*, *Hosack* und ich es wünschten, dafs Erbrechen und wie ungemein oft kritisches Laxiren erfolgen möge, in seltneren und gröfseren Gaben. — Man gebe ihn da, wo man nur irgend grofsen Verdacht auf Croup hat, und verhüte so den Grad der Entzündung, der Aderlässe fordert. Solche Verhütungen beobachtete *Thilenius* öfter dadurch, und ich habe (Bd. 2. S. 264) Beobachtungen gegeben, die ich jetzt sehr vermehren könnte, woraus erhellet, dafs in Familien, die besondere Anlagen zum Croup hatten, meine immer im Hause gehaltenen Calomelpulver gleich beim ersten Beginn des verdächtigen Hustens gegeben, so wohlthätig wirkten, dafs die Eltern diesen Talisman um keinen Preis entbehrt hätten. — Man schicke ein Brechmittel vorauf, wenn die Kinder kurz vorher den Magen erst angefüllt hatten, weil er sonst leicht zu frühe und dann oft fruchtlose Diarrhoeen macht. — Bei bleichen, schlaffen, scrofulösen Subjecten, sey er das erste Mittel. — Man höre dann auf, oder mindere die Dose, wenn Schleimgerassel den Zweck der Lösung, als erfüllt, anzeigt. — Man verbinde den Mercur mit zweckdienlichen Mitteln, mit Magnesia bei vorhandener Säure, mit Jalappe, wenn man kräftiger auf den Stuhlgang einwirken will. Mit Recht sagt *Formey*: *Albers* Furcht vor Diarrhoe sey ungegründet; sie mindere den inflammatorischen Zustand, und leite von der Luftröhre ab. Bei widernatürlichen Thätigkeiten des Reproductions-Systems wirke der Mercur nur wenig auf die Speicheldrüsen und auf den Darmkanal, dies geschähe erst, wenn jene beschränkt sey, und gebe so das Zeichen zur Genesung. — Die Leipziger Aerzte gaben Calomel, um dadurch mehr Sedes zu erregen (*Jurine*, p. 125), und *Jurine* wählte den Tartarus emeticus zum Brechmittel, weil er auch gelinde durchschlüge (p. 275). Schon *Bard* beobachtete stärkstes Laxiren mit günstigstem Erfolg. — *Albers* 11te Observation zeigt selbst den Nutzen der Diarrhoe. — Diese beabsichtigte auch *Marcus*. — *Hecker* will den Mercur abführend machen. Ich habe es gern gesehen, wenn Durchfall entstand. *C. Weber* setzte Goldschwefel hinzu, und bei Zweien erfolgte wohl 24maliges Laxiren in 24 Stunden, und in 12 Stunden schon Genesung. — *Goelis* hatte also bestimmt Unrecht, wenn er sagt: der Durchfall ist allezeit verderblich! nur reichlicher und breiartiger Stuhlgang mufs entstehen. (Bei dickbäuchigen, vollsaftigen, noch nicht erschöpften Kindern wird auch ein copiöser Durchfall nicht schaden.)

Abführungen sind in der ersten Zeit ganz zu widerrathen, weil sie die Wirkung der später gegebenen Brechmittel so ganz nach unten leiten, dafs sie ihre Brechkraft gar nicht üben können.

Freie breiartige Stuhlgänge sind während des ganzen Verlaufs heilsam, und deswegen ist der Mercur ein so vortreffliches Mittel, wo man ihn nicht anwendet, mufs die Eröffnung durch Molken und andere milde Mittel frei erhalten werden, oder noch besser durch

Lavements,

die im Anfange der Krankheit immer sehr heilsam sind, und von den meisten Aerzten zur Eröffnung empfohlen werden. *Percy* wandte sie immer (nach den Blutausleerungen) aus Manna an. — *Jurine* bei jedem Kinde, sobald er gerufen wurde, aus einem Efslöffel voll Essig und Honig, nur da nicht, wo er das Geschrei fürchtet, hier verläfst er sich auf die eröffnende Wirkung des Brechmittels (p. 285). — *Albers* bedient sich ihrer dagegen selten.

Ferner bedient man sich ihrer als Ableitungsmittel. — *Latour* schärft sie daher mit Glaubersalz; *Thilenius* mit Ipecacuanha, Tartarus emeticus und Oxymel sqilliticum; *Pinel*, *Toulet* und *Girandi* geben drastische, der letzte aus Jalappe, und will davon überraschende Wirkungen gesehen haben. Nach dem Alter mischt er ein bis anderthalb Quentchen, ja noch mehr, von Pulver, einem Leinsaamen-Decoct zu, und wenn das erste nicht schnelle und beträchtliche Besserung bringt, giebt er, nach 3 oder 4 Stunden, ein zweites, mit ⅓ Jalappenpulver weniger, und wenn auch dies nur momentan hilft, ein drittes noch schwächeres. Machen sie Spannung und Schmerzen im Unterleibe, so hilft er mit erweichenden Clystiren und warmen Umschlägen. — Zu dieser Classe gehören auch die Essig-Clystire, die *Harlefs* schon 1797 im Croup anwandte, die *Autenrieth* aber ganz vorzüglich empfahl. Er setzte zu 8 Unzen Kleien-Decoct so viel Efslöffel voll starken Weinessig, als das Kind Jahre hatte, und liefs sie so oft wiederholen, als sich das Fieber auf's neue verstärkte, gewöhnlich dreimal des Tages, oft alle Stunden, zuweilen öfter. Eine Bestimmung der Dose und der Anwendungsart, die der verdiente *Autenrieth*, wohl selbst, jetzt nicht mehr gut heifsen würde! *R. Collard* urtheilt darüber nicht günstig, und *Goelis* nennt sie bestimmt schädlich, weil sie aufser der Diarrhoe auch heftige Leibschmerzen erregten, und nach *Treber's* Beobachtung einmal sogar Convulsionen hervorbrachten.

Vesicatoria

sind im Croup als Gegenreize allgemein empfohlen, und *Michaelis* versichert, er möge ohne sie in dieser Krankheit nicht Arzt seyn. Der grofse Nutzen in andern Exsudations-Krankheiten und Anginen, sprechen auch hier für ihre Anwendung. *Latour* nennt sie Specifiques par excellence, und *Albers* ein Remedium saluberrimum, das wiegt den ganz unbegründeten Tadel *Rumseys*, *Borrowes* und *Marcus* völlig auf, die ich l. c. Bd. 2. S. 82 schon widerlegt habe. Sie sind in vielfacher Hinsicht wichtig! Sie leiten den Reiz nach aufsen, sie fördern eine der innern sehr analoge vicariirende Thätigkeit, und wirken vortrefflich krampfstillend!

Man legt sie nur, wie bei andern Entzündungen, wenn Blut entleert worden, hierin stimmen die besten Beobachter überein. Früher gelegt, stifteten sie nach *Malet*, *Michaelis*, *Schenk*, *Jurine*, *Schaeffer*, keinen Nutzen. Es giebt einzelne

Fälle, wo sie ohne Blutausleerungen helfen, wie die *Latour*'sche Beobachtung zeigt, aber der Knabe hatte auch gar kein Fieber und kein Zeichen eines sthenischen Zustandes. — Wenn *Archer*, *Chambon*, *Latour*, *Goelis* sie noch vor der Blutausleerung legen wollen, so veranstalteten sie, wenigstens die letztern, die Aderlässe gleichzeitig, so dafs diese dennoch früher beschafft wurden, bevor die Vesicatoria wirken konnten. — Dafs man sie übrigens da gleich im Anfange mit Nutzen legen könne, wo noch kein Fieber vorhanden ist, davon überzeugte ich mich 1812. Herr *v. F.* hatte ein Kind am Croup verloren, als seine zweite Tochter erkrankte, kannte also die Zeichen genau. Man konnte mich nicht gleich erreichen, als der Catarrhalhusten den Croupton angenommen. Als ich 24 Stunden später kam, fand ich die ganze Brust mit einer grofsen Blase bedeckt, welche ein in der Angst gelegtes Vesicator gezogen, so wie dies geschehen, sey das ängstlich pfeifende Athmen gleich leichter geworden, den Husten fand ich noch croupartig, aber Salmiak und warmes Verhalten hoben das Uebel ganz.

Man legte sie meistens dem leidenden Theile so nahe als möglich (*Home* vorn als Halsband; *Latour*, *Malet*, *Hosack*, *Laudun*, *Crauford*, *Michaelis*, *Shervin*, *Cullen*, *Albers*, *Loebel*, *Percy*, *Roj. Collard*, *Roques*, gleichfalls). — Man scheuete selbst die Blutegelwunden nicht (*Hufeland*), oder bedeckte diese mit Heftpflastern, ehe man sie legte (*Home*), oder mit Leinen (*Crauford*). *Jurine* warnt, sie nicht auf die Trachea zu legen, weil sie diese selbst mitreizen könnten. Er und viele andere wählen daher den Nacken (*Wahlbom*, *Horsch*, *Leeson*, *Olbers*, *Albers*, *Roques*, *Jurine*, *Vieusseux*, *Arnal*); aber hier mufs man ja auf seiner Huth seyn, dafs sie nicht zu tief nach den Rückenwirbeln herab gelegt werden oder herunter gleiten, weil, wie ich oben schon gesagt habe, an keiner Stelle so leicht der Brand entsteht, als auf den hervorragenden Wirbeln; ich habe, wenn auch nicht im Croup, doch zweimal aus Nacken-Vesicatorien den Brand entstehen sehen. — Viele legen sie auf den Brustknochen (*Cheyne*, *Farriar*, *Goelis*, *Grapengiefser*, *John Smith*, *Lentin*, *Sachse*, *Vieusseux*), und diese Stelle ist auch gewifs die beste; auch die Seiten des Halses passen sich gut dazu, nur machen sie hier so leicht consensuelle Drüsengeschwülste. — *Home* legte sie hinter die Ohren; — *Farriar*, *Smith*, *Vieusseux*, zwischen den Schultern. — *Laudun*, *Lespine*, *Perci*, an den Armen. — *Goelis* an entfernten Theilen. — Man muſs sie recht groſs legen und oft wiederholen, oder beständig in Zug erhalten (*R. Collard*). Mit Diachylon-Pflaster, welches mit Canthariden-Pulver bestreut worden (*Malet*), damit man auſser der Reizung auch groſse Lymph-Ausleerungen bekömmt. *Verus* sah, daſs vom Blasenpflaster eine Kruste erzeugt wurde, die dem Pergament glich (Bibl. Médical. T. 53. p. 245). Zwar hat man, *Jurine* und *Albers* einmal, wie *Latour* von zu vielem Canthariden-Pulver, den Brand entstehen sehen, aber wie viel tausendfach sind sie ohne diesen gelegt worden! — Um Strangurien zu vermeiden, bestreue man sie reichlich mit Camphor, oder bei sehr reizbaren mit Opium (*Michaelis*, *Callisen*, *Latour*); oder lasse sie nur bis zur Röthe ziehen, und lege dann Wallrath-Pflaster auf, die Blase hebt sich eben so gut darunter (*Lentin*). — Man setzt und erhält sie in Eiterung (*Bayley*, *Hopf*, *Jahn*, *Michaelis*). — Bei jeder Neigung zum Brande Eichen-China-Rinde, Bistorta, als Pulver eingestreut, oder in Decocten aufgelegt.

Vielfach hat man sich nun auch anderer Reizmittel bedient, z. B. ehe man das Vesicator legte, die Stelle mit Canthariden-Tinctur gerieben (*Dreiſsig*), — oder Calomel-Salben mit Brechweinstein (*Wacker*), oder Canthariden-Tinctur mit Oel (*Cheyne*), oder ätherischen Vitriolgeist (*Field*), oder Hirschhorngeist (*Carron*), oder kohlensaures Ammonium (*Rechou*, *Roques*), — Senfpflaster und Breie (*Fielitz*, *Chalmers*, *Rosenstein*, *Latour*). *Olbers* rettete seinen Sohn im 5ten Recidiv nur dadurch, daſs er seine Füſse und Beine 24 Stunden lang mit Senfpflastern bedeckt erhielt. *Roj. Collard* wechselte alle 2 Stunden mit den beiden Füſsen. Auch *Jurine* wählte immer andere Stellen, sobald sie anfingen zu schmerzen. — *Albers* zieht Sinapismen mit Meerrettig, an entfernten Theilen zu legen, allen andern Mitteln vor. Schade nur, daſs dies so groſse Schmerzen erregt, und die Kinder zum Schreien zwingt. — Man nehme eine Semmelscheibe von der Dicke eines Fingers, tauche sie in kochendes Wasser, drücke sie aus, und streiche dann einen Brei von Senfpulver und Essig überher. — Für die entfernten Theile sind diese Senfpflaster gut, am Halse passen Vesicatoria am besten. — *Pearson's* unpafslichen Rath: die Trachea zu scarificiren und Sabinapulver einzustreuen, wird und mufs wohl nicht leicht Nachahmer finden, eben so wenig das Brenneisen, welches *Valentin* p. 541 empfiehlt, wo andere Mittel fruchtlos gewesen, und die Erstickung jeden Augenblick zu tödten drohet. Eins soll an jeder Seite des Kehlkopfs, und das dritte auf die Luftröhre etwas über dem Brustbein angewandt werden. Letzteres sey in vielen Fällen schon allein hinreichend. *Roj. Collard* meint, es müsse ein sehr kräftiges Mittel seyn.

Theils um abzuleiten, Theils um zu beruhigen und anzufeuchten, wandte man nun auch noch folgende Mittel an:

Umschläge um den Hals von erweichenden Breien und Decocten.

Home, Thilenius, Latour, Carron, Goelis, Pinel, Odier, sind ihre Anpreiser, *Lentin* bedeckte des Consensus wegen die Genitalien damit, und gewifs mit doppeltem Nutzen, wenn die Urin-Absonderung stockt. Breie geben zu leicht zu Erkältungen Anlafs. *Jurine* findet sie zu drückend und empfiehlt dafür Hede in Milch und Wasser getaucht, oder warme Flanelltücher mit Oel getränkt. *Harlefs* legte sie auf die Brust.

Einhauchungen warmer Dämpfe.

Jurine macht ihren grofsen Lobredner, und die 31ste und 41ste Observation zeigen ihren Nutzen. Er erfand ein eigenes Einhauchungs-Instrument. Er erfuhr, wie *Hopf,* dafs die Kinder sich danach sehnten, wenn es erst einmal angewandt war. Mir waren die Kinder immer zu unruhig dazu; auch *Albers* wollte die Anwendung nicht gelingen. *Hopf* bediente sich des Fliederthees, *Thilenius* heifser Milch mit Altheen und Malven-Decoct und Hyoscyamus. — Im spätern Verlauf empfiehlt *Vogel* Senega und Arnica Infusum, worin Gummi ammoniacum aufgelöset worden. *Chalmers* liefs immer heifses Wasser unter Mund und Nase halten. *Latour* Decocte von Mohnköpfen, *Reil* von Carotten in Milch gekocht. *Jurine* Malven-Decoct mit Aether vitrioli.

Allgemeine und Fufsbäder.

Je schwieriger jene anzuwenden sind, je allgemeiner werden diese, und gewifs mit Nutzen angewandt; *Ghiese*, *Hopf*, *Thilenius* und *Lentin* sind ihre Lobredner. *Albers* ist nicht ihr Freund. Man wendet sie einfach oder von Senf-Decocten an. — Wo man es haben kann, sind Einwickelungen in warm angefeuchteten Flanell, auch nach *Goelis* Urtheil, heilsamer, weil dabei selbst in der Periode der Unruhe die Gefahr der Erkältung vermieden wird, welche *Pinel* und *Michaelis* beobachteten. *Percy* (Obs. 17.) liefs den ganzen Körper in Flanell wickeln, der mit warmen Chamillenthee getränkt war.

Die allgemeinen Bäder wurden von *Vieusseux*, *Lentin*, *Jahn*, *Leeson*, *Cheyne*, *Hosack*, *Albers*, *Goelis* etc. angewandt, aber nur nach Blutausleerungen und mit andern Mitteln, so dafs man den Antheil, den sie an der Wiederherstellung hatten, nicht beurtheilen kann. Fruchtlos wurden sie angewandt von *Anderson*, *Leeson*, *Rumsey*, *Gutfeld*, *Harlefs*; *Latour* zählt sie nur, wie die Breiumschläge und Dämpfe, zu den Palliativen. In 9 Fällen, worin sie *Percy* wiederholt (immer nach Blutausleerungen) anwandte, schaften sie nur bei dreien Schlaf und Besserung. — *Jurine's* Beobachtungen gaben ähnliche Resultate, er will sie bedeckt angewandt wissen, so dafs ihre Dämpfe auch in den Hals gehen. — Will ich auch keinesweges ihre Heilsamkeit als Nebenmittel bezweifeln, so ist doch ihre Anwendung in den meisten Häusern der nicht Grofsen, so schwierig, das Geschrei der Kinder so heftig, und ihre ein- bis zweistündige Festhaltung im Bade meistens so unmöglich, dafs hiedurch ihre Vortheile, besonders Milderung des Krampfs, Leitung der Säfte zur Peripherie, leicht überwogen werden könnten. — Die Temperatur mufs zwischen 90 und 100 Grad seyn. —

In den neuesten Zeiten hat man den Schuh umgekehrt, und statt der Wärme kalte Begiefsungen und Umschläge angewandt. Dr. *J. Harder* sah sein eignes Kind, im 3ten Recidiv 1819 in einem so hoffnungslosen Zustand, dafs er beschlofs, diefs, ihm in andern Krankheiten so wohlthätige, Mittel auch hier noch anzuwenden. Er liefs das Kind auf den Bauch, auf ein Heukissen legen, die Extremitäten halten, und dann 2 Eimer voll Wasser von 12 bis 13° R. aus einem grofsen Geschirr, ½ Elle hoch, schnell, in ⅓ Minute übergiefsen, vom Kopf an über den Rücken, am längsten in der Brustgegend. Allgemeines Reagiren war sichtbar, das Röcheln legte sich. Erneuerung der Zufälle veranlafsten nach 2 Stunden die 2te Begiefsung. Erst nach der 3ten wurde der Husten kräftiger, auswerfend, die Haut warm etc., dennoch so viele neue Verschlimmerungen, dafs 10 Begiefsungen, bis zur gänzlichen Rettung, vorgenommen werden mufsten. — Hiedurch dreist gemacht, wandte *Harder* die Begiefsungen, bei zwei andern mit gleichem Glück, im entzündlichen Stadium an (Vermischte Abhandl. von pract. Aerzten zu Petersburg, erste Sammlung, p. 23 — 42.). — Dr. *Müller* erzählt, eben daselbst, einen Fall, dem ersten *Harder*'schen sehr ähnlich, wo zweimaliges Begiefsen zur Heilung hinreichte. Im 2ten Stück theilt *Harder* p. 36 — 40 noch eine Rettungs-Geschichte eines 9monatlichen Kindes mit, dessen völlig ausgebildeter Croup auch schon 24 Stunden gedauert hatte. Sieben Uebergiefsungen von 8 bis 10° R. waren erforderlich. — Professor *Aberle* in Salzburg befolgte ganz die *Harder*'sche Vorschrift, und rettete so, im letzten Zeitpunkt des Croups, ein ganz hoffnungsloses Mädchen von 9 Monaten. Vier Begiefsungen waren erforderlich. *Aberle* will sie aber nur in schweren Fällen angewandt wissen. In *Hufelands* Journal Nov. 1826. S. 119. und December eben daselbst p. 106., und in *Rusts* Magazin, im 14ten Bande p. 169. und im 23sten Bande 2. Heft p. 341. finden wir recht sehr zur Nachahmung ermunternde Beobachtungen.

Gegen die von *Loebel* empfohlenen kalten Umschläge, redete ich in meiner Schrift über die häutige Bräune Bd. 2. p. 89. vor 15 Jahren, und *Albers* meint sie wären gewifs niemals angewandt. *Goelis* nennt sie in jedem Fall nachtheilig, und ein Wiener Arzt sah danach fast augenblicklich den Tod folgen. — Die Beobachtung von *Benedix* im 59sten Bande dieses Journals p. 119., verdiente dennoch die gröfste Beherzigung! Später habe ich mich durch Dr. *Hellerungs*

Beobachtung, von ihrer Rettungs-Kraft überzeugt, und diese im *Hufeland*'schen Journale (Mai 1825 p. 94.) mitgetheilt. Vergebens war die antiphlogistische Methode am 3ten Tage angewandt. Am 4ten lag das 6jährige Kind hoffnungslos. Alle 5 Minuten liefs der Verf. eiskalte Umschläge um den Hals machen, immer mit Wohlbehagen und Besserung. Das bewog zu 2tägiger Fortsetzung; es erfolgte eitrigblutiger Auswurf und Genesung. Nähere Prüfungen müssen hier noch erst entscheiden. Einige meiner Collegen sahen schon vortreffliche Erfolge, und wo bei einigen der Tod dennoch erfolgte, war doch die Erleichterung so grofs, dafs sie versicherten, bei jeder Gefahr dies Mittel ferner anwenden zu wollen. — Die Beispiele von grofser Wirkung der Kälte gegen andere Entzündungen, welche ich im obbenannten Journal angeführt habe, sind gewifs ermunternd.

Schweifstreibende Mittel,

die man früher empfahl, weil ein milder Schweifs bei allen Entzündungen heilsam befunden wurde, haben meistens die Angst und Beschwerde nur noch vermehrt, und *Goelis* nennt sie auch in keinem Zeitraum nützlich. Die Kinder triefen ja meistens von Schweifs, ohne den mindesten wohlthätigen Einflufs! — *Albers* und *Olbers* suchten ihn durch Camphor zu befördern, und zur Zeit der Crise, wo hinreichend antiphlogistisch verfahren ist, mag das auch nützen. Es giebt eine Klasse von Mitteln, die milde auf die Transpiration wirken, zugleich vicariirende Thätigkeiten im Darmkanal wecken, und den Auswurf fördern, ich meine die

Antimonialia.

Sie müssen zuerst in vollen Dosen gegeben werden, und nachher in so kleinen, dafs sie Brechreize und zuweilen einzelne Auswürfe, oder aufs neue volles Erbrechen erregen, ja nachdem man Wiederholungen nöthig findet, oder nicht.

Den Brechweinstein empfahlen: *Wahlbom*, *Michaelis*, *Fauchier*, *Lentin*, *Cheyne*, *Maerker*, *Rechou*, *Caillau*, *Albers*, *R. Collard* und *Jurine;* dieser verlangt, die Kranken sollten beständig unter dem Einflufs desselben seyn. — Schade dafs dies durch seine Geschmacklosigkeit doppelt preiswürdige Mittel, so leicht wäfsrige Stühle macht.

Das *Vitrum antimonii Ceratum* wurde von *Stearns* zu 8 Gran mit 20 Gr. Calomel gemischt, und nach und nach einem Kinde von einem Jahre gegeben. Es erfolgte Brechen, Stuhlgang und Genesung danach (*Coxes* Med. Museum Vol. V. p. 195.).

Der Goldschwefel und Kermes sind immer meine Lieblings-Mittel gewesen, sobald dem Blute Luft gemacht war. Mich dünkt kein anderes Mittel macht so wohlthätiges Schleim-Würgen und befreiet die Kehle so. In meiner Schrift über den Croup habe ich das durch mehrere Beobachtungen erwiesen; besonders wenn sich Gerassel in der Luftröhre zeigte, gab ich ihn stündlich, ja alle halbe Stunden, mit Senega oder Liquiritien-Saft, und diese grofsen Mittel in der Bronchitis, wirkten auch hier vortrefflich. *Jurines* 49ste und 55ste Observation zeigen die herrlichsten Wirkungen. — *Albers*, *Olbers*, *Roj. Collard* und *Hufeland* gaben den Kermes mit Campher gemischt. Die Dosis von 2 Gran in 15 bis 20 Stunden, die *Roj. Collard* nennt, ist aber zu klein, die Kranken ertragen hier ungemein viel, ehe es zum leichten Erbrechen kömmt. Die Mischung, welche *Albers* angiebt, habe ich vortrefflich gefunden: *Rec.* Camphorae gr. IV. Kerm. mineral. gr. III. Syrupi altheae ℥j Muc. gi. arab. ℥ß. M. f. Linctus. S. Alle 2 Stunden 2 Theelöffel voll. — Bei stärkeren Graden des Uebels wird die Dose des Kermes verdoppelt.

Stieglitz hat mir den Vorwurf gemacht, dafs ich den expectorirenden Mitteln zu viel Gewicht beilege. Aber zu oft habe ich es beobachtet, wie die trockne Kehle bei ihrer Anwendung feucht wurde, wie mehr Schleim und Pseudomembran auch ohne Erbrechen, mit grofser Erleichterung, ja mit gänzlicher Hülfe ausgeworfen wurde, als dafs ich hier nicht, aufser den Antimonialien, auch noch

Das Gummi ammoniacum (in Syrup-Form gegeben) und die Senega

vorzüglich loben sollte, die mir auch am Ende der Pneumonien so grofse Dienste thaten. Aber unser *Stieglitz* giebt ja der Senega in der Hallischen Allg. Lit. Zeitung 1810 S. 311 und 12. selbst ein so grofses Lob, und schliefst mit folgenden Worten: „Wo das entzündliche Stadium vorüber ist, da ist nicht nur die Natur in ihrer Thätigkeit zu unterstützen, das Ausgetretene wegzuschaffen, sondern die eingetretene Schwäche, die drohende Lähmung zu berücksichtigen." — In meiner Schrift über den Croup findet man Band 2. S. 151. gesammelt, was zum Lobe der Senega von *Lentin*, *Archers*, *Michaelis* d. j., *Caron*, *Thilenius*, *Maerker*, *Latour*, *Jahn* und *Reil* gesagt worden, und daraus erhellet, dafs man nicht immer mit der Anwendung dieses vortrefflichen Mittels zu warten habe, bis die Entzündung gehoben; dafs man bei scrofulösen, welken, bleichen Kindern, mit trüben matten Augen, mit kühler trockner Haut, mit oft veränderlichem nicht hartem Puls, gleich Anfangs die Senega mit Salmiac oder Mercur geben könne, und Heilung erwarten dürfe, wie das *Archers* Beobachtungen so bündig zeigen. Dafs sie aber bei wahrer Vollblütigkeit nicht angewandt werden dürfe, bevor diese beseitigt worden; dafs wir übrigens in der Zeit der Anwendung so ängstlich gar nicht seyn dürfen, wie *Albers* annimmt, der ihr nur ganz zuletzt den Platz einräumt, aber sie doch auch, laut seinen Beobachtungen, gleich nach der ersten Blutausleerung anwendet (s. p. 162. und 209. der Preisschr.). Und müssen wir uns nicht über den Besitz eines Mittels freuen, welches da noch Erbrechen hervorbrachte, wo ich diefs nicht, bei einem 3jährigen Kinde, mit 10 Gran Brechweinstein erreichen konnte! — Man findet noch bei folgenden Beobachtern Anpreisungen der Senega: *Barker*, *Bauriat*, *Caillau*, *Joh. Frank*, *Hosak*, *Mercier*, *Percy*, *Portal*, *Py*, *Valentin*, *Vermendois*.

Man giebt das Pulver selbst zu 2 — 6 Gr. p. Dos., oder ein Infusum von 2 Quentchen mit 4 Unzen Wasser, und mit Saleb oder Altheen. Ich gab auch den Syrup, aber nicht Theelöffelweise, sondern zur Zeit einen Kinder- oder Efslöffel voll.

Zu den Auswurf befördernden Mitteln zählt man nun noch, die verdünnenden, kühlenden Getränke, die erweichenden und Essig-Dämpfe, und wo mehr Atonie ist, diese noch verschärft, oder Ipecacuanha in kleinen Dosen, Squilla, Salmiakgeist, im Elixir pectorale. — Naphtha-Dämpfe.

Ihre Wirkung ist noch problematisch, was auch *Pinel* und *Pearson* davon rühmen. *Jurine* bestimmt die unmittelbare Anwendung besonders für die mehr mit Krämpfen verbundenen Fälle. — Pfeffer-Dämpfe. — Dämpfe von Wasser mit verdünntem Alcali. — Alle diese Mittel sind sehr schwierig anzuwenden, und können keinen Vergleich mit Antimonialmitteln und Senega aushalten.

Die mechanischen Reizungen leisten momentane Hülfe, ja retten zuweilen noch, wo alle Hülfe fruchtlos war. *Jurine* hat darüber eine vortreffliche Beobachtung. Seine 63. Obs. mufs p. 288 in der Preisschrift, oder in *Hufeland's* Bibl. Bd. 38. p. 55 etc. nachgelesen werden. Ein Beweis, wie sehr die irren, welche auf expectorirende Mittel keinen Werth legen.

Niese-Mittel. Dr. *Reddelien* schickte mir aus Wismar (1814) zwei häutige Röhren zu, welche ein 19jähriges Mädchen nach Niesepulvern ausgeworfen hatte. (S. Salzb. Zeitung 1816. 1. Bd. S. 317.) Diese einzige Beobachtung mufs zu fernerer Anwendung ermuntern.

Reizende Gurgelwässer und Einspritzungen scheinen mir hier ganz zwecklos zu seyn.

Kleine Brechmittel sind, was auch *Caigne*, *Caron* und *Wacker* Grundloses dagegen vorbringen, die wichtigsten Expectorantia.

Serpentaria, Digitalis, Cortex Mezerei, verdienen gar nicht genannt zu werden. S. mein Urtheil in *Hufeland's* Bibl. Bd. 38. S. 60 etc.

Die flüchtigen Laugensalze

gewannen sich durch *Lentin's* Empfehlung, im Elixir pectorale Regis Daniae Ph. Würt., da Eingang, wo sich Schwäche nach übermäfsiger Kraftanstrengung offenbarte. *Rechou*, *Czekiersky*, *Wolf*, gebrauchten das kohlensaure Ammoniak in den spätern Perioden der Krankheit mit Nutzen. Aber die neuesten Beobachtungen darüber, welche *Valentin* p. 480 bis 486 mittheilt, die von *Albers* und *Jurine*, so wie die meinigen, geben kein günstiges Urtheil. Die Mischung, welche *Czekiersky* so wohlthätig fand, war folgende:

Rec. Ammon. carb. pyr. Oleos. Gr. VIII Camphorae Gr. V

Muc.

Muc. gum. arab. Syrupi altheae āā ℥ß Aquae sambuci ℥jj. M. S. Alle Stunden einen Caffeelöffel voll.

Ein gleichfalls als Specificum angepriesenes Mittel ist:

Hepar sulphuris salinum.

Man soll es zu 6 bis 10 Gran, gleich im Anfange, Morgens und Abends geben, und wenn, wie gewöhnlich, Besserung nach 24 Stunden eintritt, nur Abends allein, noch einige Tage. Bei zarten Kindern macht man mit Honig einen Teig davon, und hält ihn in den Mund. Jede Dose muſs in einer Flasche aufbewahrt werden. — Die ersten Dosen machen gewöhnlich Erbrechen. — Die Französische Prüfungs-Commission empfahl mit Beseitigung der Specificums-Idee, Versuche mit diesem von einem Unbekannten empfohlenen Mittel, und diese liegen jetzt schon zahlreich vor uns. Fruchtlos wandten es an: *Malet* (l. c. p. XI u. XII), *Raschig* (S. 579 und 583), *Barbier*, *Roy. Collard*, *Dupuitren*, *Lesage*, *C. Weber*, *Gutsmuths*, *Roloff* (S. *Rust's* Magaz. 15. Bd. p. 135).

Hülfe beobachteten: *Senf* in Halle (Salzb. Zeit. 1815. 1. Bd. S. 15); daſs ihm gleich 14 Kranke zu Gebote standen, und daſs er unter diesen Erwachsene in Plurali nennt, macht es um so mehr glaublich, daſs er Catarrh und Croup verwechselt habe, da *Roloff* und *Jadelot* in fieberlosen Catarrhen von diesem Mittel die herrlichsten Erfolge sahen. Uebrigens wandte *Senf* auch bei sieben seiner Kranken Blutegel an.

Stiebel rettete ein vierjähriges Kind, bei dem Blutegel, Quecksilber, Goldschwefel, Vesicatoria nichts halfen, durch *Rec.* Hepat. sulph. ʒß Aq. fl. samb. ℥j Syrupi altheae ℥jj. M. S. Alle halbe Stunden einen Eſslöffel voll. Es wirkte hier aber als heftiges Brechmittel, und rettete durch Auswurf von Pseudomembranen, worin schon Gefäſse zu sehen waren (l. c. p. 57). — *Lejeune* hat in 5 Fällen viermal auffallende Hülfe davon gesehen. — *Chailly* gab einem Kinde viermal 6 Gran in 12 Stunden mit gutem Erfolg. (*Albers* zweifelt am Croup.) — Ferner *Jadelot*, *Demangeon*, *Hallé*, *Larrey*, *Andre* und *Valsberg*. Aber die meisten wandten andere hülfreiche Mittel zugleich an, und der letztere schreibt einem groſsen kritischen Nasenbluten den Antheil nicht zu, den es bestimmt an der Herstellung hatte.

Auch Schwefel-Blumen will *Loebel* stündlich zu einigen Granen anwenden und dem Mercur gleich stellen. — Aber seine einzelne Beobachtung ist um so weniger gültig, da er zugleich Senega anwandte.

Ueber den Phosphor, den man auch als Specificum empfahl, kann man *Jurine* p. 290 nachlesen.

Krampfstillende Mittel

hielt man auch im Croup für nothwendig, weil sich so häufig Krämpfe hinzu gesellten. Aber Hebung der Ursach ist das beste Antispasmodicum. *Albers* und *Formey* nennen daher Blutausleerungen als das Hauptmittel. Indessen mufs man doch auch auf andere Nebenursachen, als auf die Entzündung Rücksicht nehmen, z. B. das Zahnen, Säure im Magen, Würmer. Aber auch als secundäres Leiden, können sich bei ursprünglicher Schwäche, oder bei der, welche durch die antiphlogistische Methode bewirkt wurde, Krämpfe hinzugesellen, und da wird dann, besonders in der spätern Periode der Krankheit, der Zusatz von krampfstillenden Mitteln nothwendig. — *Goelis* sagt, wenn sich der Croup in Millarsches Asthma verwandelt. — Keiner ist so zeitig mit ihrer frühen Anwendung bei der Hand, als *Vieusseux*.

Man lasse sich gar nicht von *Gregory*, *Warington* und *Jahn* verführen, gleich im Anfange Opium zu geben, es ist und bleibt in der Kinder-Praxis ein gefährliches Mittel, nur da wende man es an, aber ja nur in kleinen Dosen; nicht wie *Hecker* stündlich zu ½ Gran, nicht wie *Harlefs* ½ Quente Laudanum (einem 4jährigen Kinde) in 12 Stunden! ¼ oder ½ Gran sind auf den Tag hinreichend; wo der Mercur wirklich wässrige Diarrhoeen verursacht, und wo der Husten am Ende der Krankheit sehr heftig ist.

Der Moschus dagegen, ist sehr zu preisen, wo die Nervenzufälle im Croup ein krampfstillendes Mittel verlangen; ich habe das durch mehrere Beobachtungen bewiesen, welche ich in meinem Werke über den Croup (Bd. 2. p. 98 und 177 — 186) mittheilte, das that auch *Albers* (p. 172 — 77). Dafs er sich nicht mit dem rein entzündlichen Croup vertrage, ist klar (*Percy* Obs. 21. p. 55), und durch meine 35ste Observ. p. 100 erwiesen, und hier könnte er, wie *Formey* und *Neumann* (p. 253) fürchten, die Ursach verschlimmern, aber die Stelle, wo er pafst, ist doch nicht schwer nachzuweisen. Es ist ja bekannt, dafs im kindlichen Alter die Convulsibilität so leicht fortdauert, wenn auch die Ursach der ersten Anregung gehoben ist, und dafs da, wo man dem Entzündlichen Grenzen setzte, die peripherische Thätigkeit so wohlthätig ist; für diese Fälle nun pafst der Moschus vortrefflich. Unweise war *Wigand's* Anpreisung selbst beim rein entzündlichen und ungemischten Croup. — Wo die Lebenskräfte schwach oder so gesunken sind, dafs Brechmittel gar nicht mehr wirken wollen, da hebt er sie so, dafs jene nun wieder ihre Dienste leisten, und das in der Luftröhre, selbst nach beendeter Entzündung, weilende Secret, zur Rettung des Kranken ausstofsen. — Des hohen Preises wegen, setzt *Jurine* den Moschus der Asa foetida nach. — *Wigand* gab alle Stunden ½ bis 1 Gran mit 2 bis 5 Gran Calomel, bis Erbrechen kam. *Albers* gab einem 3jährigen Kinde in 24 Stunden 12 Gran. — Diese grofsen Dosen passen nur im völlig asthenischen Zustande, oder doch, wie *Percy*, mit Zusätzen von antiphlogistischen Mitteln, mit Salmiac, Calomel. — Ich habe das Julapium e Moscho Ph. Lond., zu einer bis drei Unzen auf den Tag, besonders wohlthätig gefunden. — Unweise würde es seyn, wenn man mit *Marcus* den Moschus ein Antiphlogisticum nennen wollte.

Die Wirkung des Camphors

bleibt noch immer problematisch, da die gröfsten Anpreiser, *Albers* und *Olbers*, ihn immer gemischt mit Kermes gaben, dem man leicht die beste Wirkung zuschreiben könnte. Im Anfange, um die catarrhalische Einwirkung auf den Hals zu hemmen, ist er, in Flanelltüchern auf die Brust gelegt, ein vortreffiches Mittel, um die trockne Nase feucht zu machen und Niesen zu befördern.

Die Asa foetida.

Wo die acuten Croup-Zufälle aufhören, oder wo gleich das Millarsche Asthma vorhanden ist, kann man sie bei Armen den Moschus substituiren, *Crawford, Vieusseux, Odier* und *Jurine* sind ihre Lobredner.

Der Hyoscyamus

wird mit Recht von *Hecker* d. V. gepriesen, wo man der krampfstillenden Mittel im Croup bedarf, da er sich ungleich besser mit entzündlichen Zufällen verträgt, als Opium und andere erhitzende Antispasmodica.

Von den übrigen als krampfstillende Mittel empfohlenen, schweige ich, weil ich sie für unnütz halte.

Die Bronchotomie und Laryngotomie

übergehe ich hier, als von den besten und meisten Beobachtern für unnütz erkannt. Steht auch die *Chevalier*'sche Beobachtung des Gelingens wegen, als anpreisend da (*Horn*, Arch. 1817. p. 372), so waren hier die pafslichsten Mittel schon früher so kräftig angewandt, dafs man diesen allein schon die Rettung zuschreiben konnte.

Zu *Malet's* und *Py's* luftigen Versuchen, die Haut mittelst eines Blasebalgs oder einer Spritze auszuziehen, kann man nur lächeln.

Wie und in welcher Reihenfolge, oder nach welcher Methode man diese Mittel anwenden solle, dafs läfst sich unmöglich für alle Fälle bestimmen. Immer mufs man es nicht vergessen, dafs man es hier mit einer Entzündung zu thun habe, die, vermöge des ergriffenen Organs, leicht tödtet, dafs man daher mit der Hülfe eilen und lieber im Anfange zu antiphlogistisch verfahren müsse, als der Krankheit Zeit zu lassen, tödliche Wurzeln zu fassen. — Ich wiederhole es: Schwäche kann man heben, aber jene oft nicht mehr ausrotten.

Verhütung des Croups.

Belehrung des Volks über Zeichen und Vermeidung der Gelegenheits-Ursachen. — Vorsichtige Gewöhnung der Kinder an die erste freie Luft. — Vermeidung des Haarschneidens bei rauher Witterung. — Waschung des Halses mit kaltem Wasser, jedesmal wenn das Gesicht damit gewaschen wird. — Mäfsigung der wilden Knabenspiele bei Ost- und Nordwinden. — Nicht zu forcirte Abhärtungen. — Vermeidung dünner Schuhe, feuchter Wohnungen, frisch geweifster Zimmer. — Das sind die besten Mittel zur Verhütung.

Sey nun, bei Kindern, jeder bedeutende Catarrh auch

noch nicht Croup selbst, sondern nur ein Leiden der Schleimdrüsen, woraus sich der Croup ausbildet, indem dieselben Ursachen auch die serösen Häute angreifen; — oder nenne man, mit *Albers*, jeden Luftröhren-Catarrh den Croup selbst. — Man übersehe ihn bei Kindern nie, keine Heiserkeit, kein ungewöhnlicher Husten sey uns gleichgültig, man setze gleich einige Blutegel hinter den Ohren (*Albers, Gutfeld, Latour, Jurine*); man hebt so die beginnende Krankheit, und schwächt weniger damit, als mit Abführungen, womit man gewöhnlich gleich bei der Hand zu seyn pflegt. Weifs sich die Natur selbst durch Nasenbluten gegen dies Uebel zu schützen (*Horsch*), warum sollten wir nicht nachahmen! Nach der Blutausleerung gebe man gleich ein Brechmittel, und dann, wenn Nasen-Catarrh damit verbunden ist, eine Salmiac-Mixtur mit einem Antimoniale, oder bei bleichen, scrophulösen, gleich Calomel mit Senega, in der Quantität, die zu breiigen Stühlen erforderlich ist. — Camphortücher, Lavements, Fufsbäder oder Bähungen — und wo Kinder daran gewöhnt sind, oder die Herbeischaffung nicht zu schwierig ist, warme Bäder. —

Es ist gewifs, dafs beim ausgebrochnen Croup das Local-Leiden gar nicht Schritt mit dem allgemeinen hält, und dafs wir uns sehr irren würden, wenn wir das Fieber zum Mafsstab unsers Handelns nehmen wollten, eben so wenig giebt ihn das Alter, und die Constitution allein. Aus dem Ganzen, und besonders aus der Summe der örtlichen Zufälle, mufs man Indicationen nehmen; wo diese dringend sind, mufs man nie Zeit verlieren, die Mittel ohne Nachlafs fortsetzen, bis der Sturm sich legt. — Hier noch einige Fingerzeige:

Erscheint der Croup während einer entzündlichen Constitution, befällt er Starke, und plötzlich, ist der Puls schnell und hart, klopfen die Halsadern vorzüglich, oder ist bei unterdrückten scheinbar schwachen Pulsen, der Athem, der Körper heifs, das Gesicht roth und gedunsen; ist der Hals heifser, schmerzt die Luftröhre, ist der Husten häufig, heftig, trocken klingend; ist die Stimme heiser, das Einathmen schwer und pfeiffend. Ist das Fieber anhaltend, mit grofser Unruhe oder Betäubung verbunden, verschlimmert sich das Uebel stündlich mit nur geringen Nachlässen, erkalten die Extremitäten, während das Gesicht schwitzt. Dann hat man einen hohen Grad des Sthenischen Croups zu bekämpfen. Hier müssen grofse Blutausleerungen bis zum Erbleichen der Lippen den Anfang machen, und alles was kühlt und ableitet mufs gleichzeitig angewandt werden. Lassen die Zufälle nach, so giebt man gleich ein Brechmittel und legt ein grofses Vesicator auf den Rand des Brustknochens, bis zum kräftigen Blasenzuge, und wendet Quecksilber innerlich und äufserlich, bald mit Magnesia bald mit Goldschwefel an. — Wird aber innerhalb 10 bis 18 Stunden hienach die Krankheit nicht gehoben, oder verschlimmern sich die Zufälle aufs neue, so setzt man aufs neue Blutegel, setzt Quecksilber mit Antimonialien so fort, dafs öfteres Erbrechen folgt, oder giebt ein neues grofses kräftiges Brechmittel, wählt eine andere Stelle zu neuen Vesicatorien, giebt den wirklich vortrefflichen Saft unsers *Albers* aus Kermes und Camphor, und läfst nicht durch trügerische Nachlässe seine Thätigkeit hemmen. Erneuen sich die Zufälle wieder mit Heftigkeit, so scheue man sich nicht auch zum 3ten, zum 4ten Mal Blut zu entziehen.

Beginnt die Krankheit nicht so stürmisch, entwickelte sie sich aus Catarrhen, ist aber der Körper dabei kräftig, gehen die Körper-Functionen rasch, dann mufs man gleichfalls Blut lassen, aber statt der 2ten Blutegel gleich Calomel geben; wo Zeichen der Lösung sind, gleich grofse Brechmittel, sonst nur Würgemittel. Den Salmiak mit Brechweinstein, warme Bäder, oder wo die Blut-Entleerung bedeutende Schwäche machte, die Senega.

Sind die inflammatorischen Zufälle nur schwach, ist die Krankheit mehr remittirend, oder intermittirend, ist keine starke Congestion zum Kopfe da, das Kind nur schlaff, und welk, früher zu Stockungen im lymphatischen System geneigt, dann werden Mercurialia, Senega, Brechmittel und Vesicatoria genügen.

Befällt aber die Krankheit selbst schwache Kinder stürmisch, so darf man sich doch nicht von kleinen Blutausleerungen abhalten lassen. Verminderten sich aber danach die Kräfte plötzlich, dann ist der Moschus vortrefflich; *Quem*, sagt *Albers*, *non possum non hic summis laudibus efferre*, p. 139.

In meiner Schrift über die häutige Bräune habe ich es bewiesen (Bd. 2. S. 305.), dafs man in neuerer Zeit den asthenischen Croup viel zu häufig angenommen, Catarrhe oder Bronchitis dafür gehalten habe. Im Capitel von der brandigen Bräune ist aber doch auch gezeigt, dafs allerdings Ausschwitzungen plastischer Lymphe, in asthenischen Körper-Zuständen, vorkommen, und erwiesen ist es, dafs selbst anfänglich sthenische Croups in asthenische übergehen können. Man lasse sich aber ja nicht täuschen, Scheinschwäche für die wahre zu nehmen, und denke immer daran, dafs die locale Entzündung, als leichter tödtend zuerst Aufmerksamkeit verdiene. Zu Blutausleerungen wird man wohl selten Anzeigen finden. Hier sind Brechmittel, Senega, flüchtige Laugensalze, Serpentaria, Vesicatoria, Mercur mit Senega oder Moschus, Kermes und Camphor, Brechweinstein theils als Ekel machendes, theils als Brechmittel, und warme Bäder angezeigt. — Ich habe gesehen, dafs Brechmittel oft das Leben noch wunderthätig hervor riefen, wo es schon ganz verloren schien.

Dafs sich mit dem Croup gastrische Fieber verbinden können, ja dafs er sich sogar dem gelben Fieber zugesellte (*Hosak*), dafs er mit intermittirenden Fiebern verbunden war (*Latour*, *Cheyne*, *Odier*) ist bekannt, aber das hat auf die Behandlung keinen wesentlichen Einflufs.

Die Verbindung mit Scharlach, ist so selten nicht, wenn auch *Goelis* sie bei 900 Kranken nur einmal beobachtete, ich habe sie 5 Mal zu behandeln Gelegenheit gehabt, und bei diesem typhösen Zustande, mit *Albers* und *Tucker Harris*, für tödlich gehalten, aber immer ist das doch nicht der Fall. — Die Behandlung richtet sich nach der vorhandenen Natur des Uebels. *Jurine* z. B. beobachtete den Croup bei einem 4jährigen Kinde nach dem Scharlach. Es hatte Schmerzen im Halse, einen häufig vollen Puls, viel Durst, viel Dispnoe. Gleich am ersten Tage wurden 6 Blutegel an den Hals gesetzt, ein grofses Vesicator auf die Brust gelegt, erweichende Umschläge gemacht; als diefs in 6 Stunden noch nichts geholfen, vielmehr der Croup schlimmer geworden war, wurden aufs neue Blutegel gesetzt, ein Bad und Kermes angewandt, und danach genafs die Kranke. — Einen gleichen Croup sthenischer Natur besiegte *Albers* bei einer Frau durch 2 Aderlässe und acht Blutegel in einem Tage, durch Salpeter und Vesicatoria. Brechmittel und grofse, abführend wirkende Dosen Mercur, sind hier zu empfehlen.

Einen Fall von Croup bei der Scarlatina typhodes beobachtete und heilte *Hosak*. Mandel-Geschwüre und Entzündung, mit Abflufs scharfer Jauche gingen voran, ehe sich Symptome des Croups zeigten: *but by the use of emetic the patient was relieved of these alarming symptoms, and by the use of bark and yeast, which were afterwards administered, both intervally and as a gargle, completely restored* (p. 7, 8.).

Verbindung mit der Rose beobachtete *Latour* zweimal, und fand hier besonders Vesicatoria sehr wohlthätig.

Verbindung mit Schwämmchen. Hier ist wohl zu unterscheiden, ob das, was man Schwämmchen nennt, nicht eine Fortsetzung der Pseudomembran, nach dem Hintermund hinauf, sey, welches in der Angina gangraenosa nicht selten beobachtet wird, und *Jurines* 41ste Observation, die Schwämmchen beweisen soll, gehört gewifs hieher. — Brechmittel, Calomel, Borax, Magnesia sind die vorzüglichsten Mittel.

Verbindung mit Masern.

Man hat sich hier wohl zu hüten, nicht jede entzündliche Reizung in den Luftwegen, die den Masern beim Ausbruch eigenthümlich ist, Croup zu nennen, da wir aus *Lieutaud* wissen, dafs die Luftröhre selbst mit Masern bedeckt war (Praec. de Med. p. 604.). Kein Wunder also, wenn wir hier einen rauhen Husten entdecken, und wenn wir sehen, dafs *Jurine* so viele Croups bei den Masern zu sehen glaubte, wo *Goelis*, der jene entzündlichen Masern-Zufälle, vor dem Ausbruch, nicht hieher rechnete, unter 1800 Masern-Kranken nur einmal den Croup beobachtete. Untersuchen wir die Krankheits-Geschichten des *Jurine* genauer (s. *Hufelands* Bibl. 38. Bd. p. 89. etc.), so finden wir, dafs die Croupalen-Zufälle meistens mit dem Ausbruch verschwanden, damit soll aber gar nicht gesagt seyn, dafs aus jener Entzündung nicht auch die exsudative sich öfter entwickeln könne. (Man sehe hierüber nach, was ich in *Hufelands* Bibliothek Band 37. p. 296. vorgetragen habe.) Ein Glück ist es, dafs in beiden Krankheiten, wie wir auch aus den *Jurin*'schen Beobachtungen ersehen, die Blutausleerungen, die antiphlogistische Methode, so vortreffliche Dienste leistet.

Diese mufs nun auch in den Fällen angewandt werden, wo der Croup im Verlauf, oder am Ende der Masern erscheint. Ist aber das Sthenische beseitigt, dann gebe man Kermes und Campher. Oder wenn jenes nicht stark ist, mehrere Brechmittel, Brechweinstein in kleinen Dosen, Vesicatoria und warme Bäder.

Complication mit Blattern werden wir nun wohl nicht weiter zu beobachten Gelegenheit haben; ich verweise darüber auf meine Schrift über die häutige Bräune, Bd. 1. S. 212. Bd. 2. S. 339.

Wo sich der Croup mit andern Ausschlägen verbindet, oder eine Folge derselben ist, da hat man aufser der allgemeinen Behandlung vorzüglich von warmen Bädern und Vesicatorien das meiste zu erwarten.

Der Complication mit Lungenleiden beugt die anfänglich freie Anwendung der Blutausleerungen am besten vor, und diese müssen auch nie versäumt werden, wenn sie wirklich eintritt. — Hier müssen dann auch gleich grofse Vesicatoria wiederholt gelegt werden, und anfangs Salmiac, später Senega.

Verbindung mit Catarrh und Rheumatismus. Nimmt man den Uebergang aus jenem wahr, so versuche man durch ein warmes Bad und Salmiac, flüchtige Laugensalze, grofse stark camphorirte Vesicatoria, durch ein diaphoretisches Regim die Krankheit in der Geburt zu erstikken. — Sind aber die entzündlichen Symptome schon vorherrschend, dann gleich Blutausleerungen etc.

Complication mit krampfigem Croup. Hier pafst alles, was bei der Anwendung der krampfstillenden Mittel im Croup gesagt worden.

Diätetisches Verhalten.

Reine von allen Dünsten gesäuberte Luft, von gemässigter Temperatur. — Kühlende Nahrung und Getränke. — Sitzende Lage etc.

Angina catarrhalis.

A. lymphatica, pituitosa, oedematosa, spuria, notha, aquosa, serosa, mucosa, Bronchus.

Diese Catarrhal-Bräune ist die allerhäufigste, sie kommt epidemisch oder sporadisch vor; es gehen öfters Frösteln, wohl auch ein leichtes Abendfieberchen vorauf, oder sie verkündigt sich auch, ohne alle Fieber-Bewegungen durch einige Beschwerden beim Niederschlucken. Am liebsten nimmt sie Mandeln und Zäpfchen ein, welche anschwellen, meistens erst an einer, dann auch an der andern Seite. Sie schwellen unter geringen, nicht stechenden Schmerzen, aber desto gröfser sind die Schlingbeschwerden. Die Farbe der Geschwülste weicht wenig von der natürlichen ab, ist mehr bleich, gewöhnlich kann man die rötheren angelaufenen Blutgefäfse darauf erkennen. Die Geschwulst ist ödematös, wie durchsichtig, ja *Dreyfsig* behauptet sogar, dafs sie beim Druck Gruben behielte, was mir doch noch nie vorgekommen ist. Hier ist ein wahrer Catarrhus faucium, den auch oft die rauhere Sprache anzeigt, mit so vermehrter Schleim-Absonderung, dafs er sich in langen Fäden aus dem Munde hervorziehen läfst und anhaltend ausfliefst. — So viel Schleim man hier antrifft, so selten wird man Ausschwitzungen plastischer Lymphe wahrnehmen, und wo diese gefunden wird, wird das nur bei den Graden seyn, die sich dem rein inflammatorischen nähern. *Benkoe* beobachtete eine Ausschwitzung (Vol. III. p. 189.) in einer A. serosa, die er aber auch phlogistica nennt. Häufiger trifft man kleine Bläschen, die da, wo Schärfen im Körper sind, leicht in oberflächliche Eiterung übergehen, besonders wenn diese Entzündung mit Scharlach verbunden ist, wobei dann Schleim und Eiter aus Nase und Mund ausgeworfen werden, worüber bei *Benkoe* Vol. II. p. 76 nachzusehen ist. Unter diesen Umständen bemerkt man aber doch einen Mundgeruch, der überall da leicht entsteht, wo die Speicheldrüsen in widernatürliche Thätigkeit gesetzt werden, und zuweilen eine Verbreitung der Geschwulst bis zum Zahnfleisch. Man sieht, dafs sich diese Abart der catarrhalischen Bräune der Brandigen nähert, wovon unten das Weitere. Weil die Angina catarrhalis so häufig von Erkältungen entsteht, so kann auch wohl einmal Husten und Heiserkeit vorhanden seyn, aber gegen alle Erfahrung ist es doch, wenn *Dreyssig* sagt: „Meistentheils ist ein vollkommner Nasen- und Lungen-Catarrh, eine Art Stockschnupfen und Husten vorhanden (l. c. p. 138.), und oft auch ein Rheumatismus; oder die Catarrhal-Bräune erscheint auch als Zufall (?) einer chronischen verborgenen Brustentzündung, welche nach und nach in Lungenentzündung übergeht (?!).

Die Geschwulst nimmt oft so überhand, dafs sie gefährlich werden kann. *Bouillard* theilt uns im Archives générales de Médec. T. VII., Fevrier, 3 Beobachtungen über *Angina oedematodes* mit, wo die Stimmritze so zugeschwollen war, dafs keine Luft mehr durch konnte, Kehlkopf, Pharynx, Mandeln und alle benachbarten Theile entzündet waren, und grofse Neigung zur Vereiterung hatten. Die Kranken erstickten wirklich am 7ten Tage. *Lentin* hat eine ähnliche Beobachtung, und *Amatus Lusitanus* mufste einer Frau 9 Tage mit Lavements das Leben fristen, weil sie in dieser Zeit weder reden noch schlingen konnte.

Dies ist die Bräune der schlafferen Constitution, die mehr bei Bejahrten, als bei Kindern vorkommt. Bei letzteren ist sie energischer. Feuchte Witterung, Frühling und Herbst bringen sie hervor.

Die Dauer ist unbestimmt, sie verschwindet oft in 3, oft erst in 14 Tagen unter vermehrtem Ausflufs consistenter werdenden Schleims, kritischem Schweifs und Urin.

Dieser Bräune mit *Reil, J. C. C. Ackermann* und *Dreyssig* einen typhösen Charakter zuschreiben zu wollen, ist eben so Unrecht, als wenn wir den Catarrh, den Tripper dahin rechnen wollten. Mangeln unserer Bräune auch die heftigen Zufälle der Entzündung, so fehlt es doch nie an den gelinden; *Grant* nennt sie bestimmt, den schwächeren Grad der entzündlichen, und Symptome der wahren Schwäche wird man doch nirgends nachweisen können, wenigstens nicht solche, die wir eine typhöse nennen könnten. Aber wir müssen den Ausdruck typhös bei *Reil* nicht so genau nehmen. Er läfst selbst bei heftigen Entzündungen den Charakter des Typhus zu, wenn die Luftbeschaffenheit bösartig, das Individuum schwach, und das Fieber zum typhösen gehört, mit Neigung zu Lähmung und Brand. Neigung zur Lähmung habe ich nie bei einer Bräune gesehen, und zur Neigung zum Brande bedarf es keiner allgemeinen Schwäche! Ich habe den Brand im Munde bei einem colossalen Schlächter in wenigen Tagen tödten sehen, wo auch nicht eine Spur von typhösem Wesen vorhanden war. — Wie oft tödtet nicht der Carbunkel die gesundesten Menschen in kurzer Zeit, und in der brandigen Bräune kamen doch einzelne Fälle vor, wo man zur Ader lassen mufste.

Mit *Fr. Hoffmann* helfen wir uns bald ab, wenn wir von der nächsten Ursach sagten: *Angina vera oritur a sanguinis stasi, spuria vero magis a congestione seri.*

Gelegenheits-Ursachen sind: Erkältungen, besonders der Füfse, und durch langen Aufenthalt in feuchter Luft; schneller Uebergang von strenger Kälte in nafskaltes, sehr gelindes Wetter. Erste Frühlingstage, Thauwetter; Weglassung gewöhnter Halsbedeckungen.

Ausgänge: Zertheilung, zurückbleibende Geschwülste, die Anlage zur habituellen Bräune geben. — Ja auch in den Tod durch gänzliche Verschwellung der Schling- und Respirationswege, wovon oben schon Beispiele gegeben sind, die auch noch durch *Mead's* Beobachtungen vermehrt werden können, welcher in Wales eine Angina serosa herrschen sah, woran viele in zwei bis 3 Tagen schon starben.

Prognosis. Nicht immer, wenn auch in den meisten Fällen, ist also diese Bräune für gefahrlos zu halten. Sie zertheilt sich leichter, dauert aber länger als die Angina inflammatoria. — Sie giebt sehr häufig Gelegenheit zu der

Angina habitualis,

aber gewifs nicht ausschliefslich, wie *Reil* meint, denn ich habe diese Anlage zur öftern Rückkehr auch eben so gut aus der rein entzündlichen Bräune, welche jedesmal in Eiterung ging, entstehen sehen. — Dafs sie übrigens hier öfter vorkomme, ist klar, da Geschwülste bei Mangel an

Energie weit gewöhnlicher sind. — Diese habituellen Bräunen habe ich sogar erblich beobachtet, so wie die Mandeln des Vaters beinahe an einander stiefsen, und ihre Ausführungsgänge wie grofse Netze aussahen, so beobachtete ich das nicht nur bei allen seinen Geschwistern, sondern auch bei allen seinen Kindern, und da gab es denn monatlich Bräunen zu behandeln. — Aus diesen habituellen Bräunen entwickelt sich auch bisweilen die

Angina varicosa.

Oben ist schon erinnert, dafs bei diesen Bräunen die rothen Adern auf den Mandeln sichtbar geschwollen wären; je öfter dies geschieht, je weniger kehrt, wie bei Müttern vieler Kinder, an den Füfsen, der natürliche Ton zurück, und es bilden sich hier sehr schmerzende, stets sichtbar bleibende Blutader-Knoten, die zuweilen platzen, viel Blut ergiefsen, und dadurch zwar den Schmerz aufheben, aber auch durch grofse Blutverluste nachtheilig werden können. *van Swieten* (Constitutiones epidemicae, p. 66) beschreibt einen solchen Fall.

Behandlung der Catarrhal-Bräune.

Hundertfach werden ihre geringen Grade, durch sogenannte Hausmittel kurirt, wenige Tassen Fliederthee, oder Fliedermus in Warmbier beim Schlafengehen genommen, oder ein warmer Punsch mit Eidotter, oder der warme frisch vom Fufs gezogene wollene Strumpf als Halsbedekkung, sind dazu hinreichend. Oder nach *Alex. Benedict*, de cur. Morb. Lib. 10. Cap. 19., ein blofses Fasten.

Bei stärkeren Graden und gleichzeitig vorherrschendem Catarrhalleiden, mit oft wiederholtem Fieberfrösteln, ist der Salmiac, Spiritus Mindereri, oder irgend ein anderes Mittelsalz, mit ganz kleinen Zusätzen von Brechweinstein diaphoretischer gemacht, zu empfehlen. Oder bei Magenüberfüllungen und vielem Schleim im Halse, ein Brechmittel, hinterher Purgantia hydragoga, einige Purgirpillen der Hannöverschen Pharmacopoe. Oder gleich ein Emeto catharticum. *Lind* fürchtet die stärkeren Purgirmittel, weil sie zu viel Durst erregten, und will lieber täglich gelinde Abführungen geben. Allein *v. Swieten* und *Stoerk* purgirten mit Nutzen mit Scammonium etc. *Thilenius* mit Infusum Sennae. — *Stoll* und *Stoerk* einen Tag um den andern.

Bei ganz starken Graden mufs man selbst Aderlassen, ja *Stoerk* mufste es des harten und vollen Pulses wegen wiederholen. — (*Benkoe*, T. 2. p. 12) In den meisten Fällen dieser Art wird man aber mit Blutegeln ausreichen.

Besonders sind dann Vesicatoria anzuwenden. Legt man sie an den Arm der leidenden Seite, so hält man die Vollausbildung am sichersten dadurch ab (*Lentin*); und *Lind* versichert (p. 75, 76): dafs er die Krankheit dadurch am besten abgekürzt habe. Das erste schaffte selten viel Linderung, aber das zweite desto gröfsere und jedesmal sehr bald. Auf den Ort kam es dabei nicht an. Er legte eins zwischen die Schultern, und es half nichts, nun legte er das zweite auf den leidenden Theil selbst, und es half auf der Stelle. — Deswegen legte er es beim nächsten Kranken gleich auf den Hals, aber es half nicht, dagegen das zweite sogleich, welches er nun zwischen die Schultern legte; man mufs sie in Flufs erhalten.

Nie habe ich der reizenden innern Mittel bedurft, wozu *Reil* die Bardana, Saponaria, Sassafras, Arnica, Chamillen, Guajac, Angelica, Senega, Serpentaria, schwarzen Senf, Squilla etc. rechnet.

Fufsbäder, mit Senf geschärft, reizende Lavements wendet man überall an, selbst, wo es leicht zu beschaffen ist, ein warmes Bad. — Hier sind nun auch die reizenden und zusammenziehenden Gurgelwässer und Einspritzungen, in den gelinderen Graden, an ihrem Platz, z. B. die Decocte von Rad. Tormentillae, Pimpinellae, Cortex Quercus, Alaun, Essig und Wasser. Wer Formeln haben will, findet bei *Vogel* p. 166 eine sehr grofse Menge. — In den stärkeren Graden Salvey-Decocte mit Essig und Honig, Salpeter, Salmiac. — Einige lassen auch Kubeben und Pfeffermünzkuchen kauen, oder den *Loeffler*'schen Spiritus auf Zucker in den Mund nehmen. — Wo nicht so sehr Geschwulst als grofse Schleimmassen das Schlucken hinderten, besonders wenn Schnupfen voraufgingen, half folgendes Gurgelwasser oft schnell: *Rec.* Salis ammoniac ʒjjj Aceti squillitici ℥ß Oxymel. squillit. ℥jj Aquae flor. sambuci ℔j. Mit einigen Gläsern Fruchteis kann man oft die ganze Bräune heben. [*Poitevin*, Obs. sur les effets de la glace dans une angine oedemateuse (Annal. de la Soc. de Méd. de Montpellier, T. 2. P. 1. p 155).]

Die Ueberbleibsel dieser Bräune:

1) Oedematöse Geschwülste der Mandeln und des Zapfens.

Davon ist schon oben die Rede gewesen.

2) Angina habitualis.

Man verhütet sie durch Abhärtungen, Ableitungen, Stärkungen. — Also durch Vermeidung der Einhüllung des Halses in dicke Tücher; durch öfteres Waschen und Ausgurgeln des Halses mit kaltem Wasser, mit Alaunwasser, und nach *Quarin* mit Rosenwasser, dem einige Hoffmannstropfen zugemischt worden (l. c. p. 53). — Fontanelle sind ungemein wirksam zur Ableitung. *Mulierem frequenter anginae obnoxiam, irritis aliis, liberavi excitato cauterio in brachio*, sagt unser *Bagliv* Pr. med. p. 136, und ich habe mich selbst von der Richtigkeit dieser Beobachtung überzeugt. — Es war schon ein altes durch Volksglauben sanctionirtes Mittel, daſs man beim ersten Gefühl der Verlängerung des Zapfens einen Büschel Kopfhaare so scharf in die Höhe ziehen müsse, daſs es dem Kranken schmerzte, man glaubte den Zapfen (die Hück genannt) dadurch heraufziehen zu können. — Zur Stärkung dienen Amara, besonders aber China, welche *Heuermann* (Wahrnehmungen, pag. 145) oft wirksam fand, besonders wenn bei Frauen, zur Menstruations-Zeit, im Frühling und Herbst die Bräune gern wieder kam. So wie sich kleiner Schmerz im Hals zeigte, gab er ein China-Infusum, und er verging.

Gegen Angina varicosa

sind zusammenziehende Gurgelwasser, öfterer langsamer Genuſs des Eises, der Täfelchen aus Succus liquiritiae, Gummi Arabicum und Alaun, und des Essigs mit Wasser verdünnt, den man auch als Pinselmittel anwenden kann, besonders zu empfehlen. Zeigen sich Blutungen, so stillt man sie durch Alaun, giebt eine Abführung, und läſst, nach *v. Swieten*, 2 Tage den Dampf von 4 Gr. Zinnober einziehen.

Angina biliosa.

Gallichte Bräune. — Sie sollte, so meinte man, wie das Kopfweh, ein Zufall des Gallenfiebers seyn. *Stoll* war noch weit materieller, indem er sagte: *Angina biliosa oritur a saburra biliosa ex primis viis in sanguinem resorpta et ad fauces deposita* (l. c. p. 18). — *Reil* war noch nicht mit sich eins, was er davon machen sollte. S. 385 sagt er, die Bräune sey häufig mit Gallsucht zusammen gesetzt, man pflege sie dann, doch mit Unrecht, gallichte Bräune zu nennen. — Dagegen läfst er sie S. 396 von Reizen der ersten Wege, von Galle etc. entstehen. Ferner sagt er S. 399: Galle kann im Herbst Bräune erregen. — Entsteht sie also von gallichten Reizungen, warum sollen wir sie denn nicht gallichte Bräune nennen?

Bei den Schlingbeschwerden, haben hier die Kranken ein Abendfieber, der Appetit mangelt, sie haben bittern Geschmack, Kopfweh, gelbe oder weifse Zunge, auch wohl Uebelkeiten, irreguläre Eröffnung. Der Hals ist dabei wenig geschwollen, mehr weifs und schlaff, voll Schleim, dennoch ist die Entzündung ziemlich schmerzhaft.

Die Ursachen sind, wie beim Gallenfieber, grofse Sommerhitze, Arbeiten in der Sonne in den Hundstagen.

Die Behandlung ist ganz wie beim Gallenfieber. Blutausleerungen helfen nicht. *Fritze* fühlte sich durch den starken Puls, durch den athletischen Körper dazu veranlafst. Allein die Lebenskräfte sanken, der Schmerz vermehrte sich, das Fieber wurde heftiger, anhaltender, faulicht. Er mufste nun, gerade wie im Jahre zuvor, brechen und purgiren lassen, und die Krankheit verlief dabei, wie später immer, glücklich (Annalen p. 168. 265. 137.). — Hilft nun auch das Aderlafs zur eigentlichen Kur nicht, so mufs es doch, wenn die Angina sehr heftig ist, den Brechmitteln vorauf gehen, sonst verschlimmern diese das Uebel (*Lentin*). Das Brechen erleichtert augenblicklich, ja zaubert die Angina oft gleich weg. — Die Verdauungswege eines Mädchens waren durch vieles Auflösen und Purgiren so geschwächt, dafs sie sehr häufig Anginen in den Schlingwegen bekam, sobald sie etwas schwer verdauliche Speisen genofs, und die Entzündung war dann ziemlich

lich schmerzhaft. Ein Brechmittel und nachher reizend stärkende, hoben sie in drei Tagen. — Die Fortsetzung der letzteren hob auch diese Disposition (*Dreyssig*). — In ganzen Epidemieen halfen Brechmittel glücklich (*Sprengel* bei *Buchan* p. 776.). — *Lentin* liefs selbst dann noch brechen, wenn der Hals nur noch die Weite eines kleinen Pfeiffenstiels hat. — *Consbruch* richtete (1788) nichts mit der antiphlogistischen Methode aus, die antigastrische half gleich. Hitzende Mittel, Spritzen und Gurgeln wurden in einigen Fällen gefährlich (l. c. p. 108—10.). — So ging es auch *Rahn*, die besten Antiphlogistica halfen nichts, wenn man nicht zugleich ausleerende anwandte (Adversaria medica 1779. p. 309.). Diese gallichte Bräune gesellt sich nicht selten auch zu der Angina gangraenosa, und erfordert auch dort mehrere Ausleerungen; *Grant* hat p. 136. mehrere Beispiele. Hier hört das bei ihr gewöhnliche anfängliche Brechen nicht auf, der Unterleib ist voll und gespannt. Fruchtlose Triebe zu Ausleerungen. Nur Erleichterungen, wenn sie wirklich erfolgen; hier bekommen Diaphoretica nicht. Aber die Ausleerungen müssen nicht übertrieben werden, wenn nicht nervöse Zufälle eintreten sollen.

Angina gangraenosa.

Diese brandige Bräune hat viele Namen erhalten, z. B. A. pestilentialis (*Marcus*, *Parametus*), A. ulcerosa (*Fothergill*, *Huxham*), A. maligna (*Huxham*), A. putrida (*de Heredia*), Morbus suffocatorius (*Th. Bartholin*, *Bard*), Morb. strangulatorius (*Signini*, *J. B. Cornevall*, *Aetius*), Morb. Gulae — Morb. pueror. epidemicus (*Bartholin*) — Laqueus gutturis — Lues gutturis epidemica (*Franc. Nola*) — Carbunculus anginosus — Phlegmone Anginosa — Praefocans pueros abscessus (*Marc. Aurel. Severin*) — Tonsillae seu ulcera crustosa et pestilentia (*Aretaeus*, *Paul Aegineta*) — Aphthae malignae — Passio anginosa (*J. A. Foglia*) — Garottillo (*de Fontecha Tamoje*, *a Gometius de la Parra*, *Hieron Gil y de Pina*, *Zacutus Lusitanus*), Paedanchone maligna (*Severinus*), Tonsillarum gangraena (*Mead*), Cynanche maligna

(*Sauvage*), Pestilens faucium affectus (*Sgambati*), Ulcera faucium et gutturis anginosa et rebellia (*Marcatus*), Ulcus Aegyptiacum (*Aretaeus*), U. Syriacum (*Alaymus, Aretaeus*), Ulcerated, malignant Sore troat (*Fothergill*), Febris epidemica cum angina ulcusculosa (*Douglas*).

Ozanam hat eine, noch sehr zu vermehrende Geschichte der Epidemieen dieser Krankheit gegeben (Hist. médicale des maladies epidemiques).

Definition.

Eine ansteckende, schnell in Eiterung und Brand übergehende, sich rasch auf die benachbarten Theile verbreitende Entzündung des Halses, welche ohne alle Hautausschläge einzelne Menschen befällt, auch ohne Ausschläge epidemisch erscheint, und noch häufiger mit Scharlach, Friesel, Schwämmchen, verbunden vorkommt.

Vorboten

die mit dem Wesen der Krankheit in genauerer Beziehung ständen, giebt es nicht, wohl aber können wir, in Epidemieen, jede Art von Halsleiden, als Vorboten annehmen. So sah *Maerker* (l. c. p. 90.) bei den meisten ein catarrhalisches Stadium voraufgehen, und um so sicherer ist dann die Krankheit zu erwarten, wenn der, aus Mund und Nase, ausfliefsende Catarrhal-Schleim so scharf wird, dafs er die Theile, über welche er hinfliefst, wund macht. *Grant* beobachtete ein Erbrechen während des mit der Hitze abwechselnden Frostes, welches 20 Stunden dauerte, ehe das Brennen im Halse anfing. — Beim Scharlach, mit welchem diese Krankheit am häufigsten vorkömmt, mufs jede, noch so leichte Angine, Verdacht erwecken, wenn der gangraenoese Character herrschend ist.

Die Krankheit beginnt, entweder plötzlich (*Severin*) ohne, oder mit gelindem Fieber, und nach Heiserkeiten, welche einige Tage vorauf gingen (*Alaymus*). Zuweilen gehen mehrere Tage Frost und Hitze abwechselnd voraus (*W. Wright*, Samml. v. Beob. Engl. Aerzte von *Simmons* 1. Bd. p. 99.), mit Trägheit und Uebelkeit verbunden, ehe die geschwollenen Halsdrüsen die Nähe der Krankheit verkündigen (*Hirschel* p. 57.). — Zuweilen entwickelt sich die Krankheit aus einem rein inflammatorischen Fieber (*Huxham*, p. 39. *Grant* II. 49. *D. Monro*, Samml. 5. p. 149. Letzterer mit starkem Puls und dichtem inflammatorischen Blut), und aus der inflammatorischen Bräune (*Heredia*). — Wenn also *Johnston* sagt: Jederzeit mangelt dem Pulse die inflammatorische Härte und Festigkeit (S. 354), so irrt er sich. — Unser *Stoerk* beobachtete die br. Br. (brandige Bräune) zu einer Zeit, wo inflammatorische und rheumatische Fieber herrschten. Ich schicke das gleich vorauf, weil man in neueren Zeiten das verbundene Fieber, immer für typhöser Natur hielt (*Vogel*, *Reil*). — Macht das Fieber nun auch wohl gewöhnlich den Anfang der Krankheit, so sind doch die Fälle, wo es ihr folgt, auch so selten nicht, wie *Reil* meint. *Mercatus* bemerkt ausdrücklich: dafs der Tod nicht selten eher erfolgte, bevor ein Fieber erregt wurde (p. 137), und auch bei einigen von *Chomels* Kranken, war der Hals schon sehr leidend, ehe es erschien. *Raulin* sagt bestimmt: Während sich die Geschwüre unter den Schorfen ausbildeten, vermehrte sich das Fieber, oder es entstand erst, wenn vorher noch keins vorhanden war. — Ferner: Wenn gar kein Fieber da war, starben die Kranken erst den 14ten bis 25sten Tag. — In der br. Br. die *Hamilton* d. j. beobachtete, zeigte sich der Fleck im Halse ohne Fieber. Nur erst, wenn sich die Flecken im Halse ausbreiteten und an den Rändern roth wurden, zeigte es sich, und stieg mit der deutlicheren Vereiterung (Hamb. Journ. der ausl. Lit. März 27. p. 309). In der Epidemie die *Thiery* im Spanischen Gallizien beobachtete, war kein Fieber (Observations de Physique et de Méd. T. II. Paris 1791. p. 160).

Dies Fieber ist nun vom verschiedensten Character. Zuweilen ist es inflammatorisch (S. oben), zuweilen so gelinde, dafs die Kranken dabei bis an ihren Tod umher gehen konnten und Efslust behielten, andere hatten gleich grofse Hitze, geschwinden vollen Puls; je schwächender und kriechender er wurde, je untrüglicher war der Tod (*Hirschel* p. 58).

Dafs es wirklich gallicht seyn könne, ist oben schon aus *Grants* Beobachtung erwiesen, und auch in der Epidemie, die *J. C. Meyer* beobachtete, trat es mit galligem Erbrechen und andern Zeichen von Unreinigkeiten im Magen auf (Obs. p. 119). Das Gallenfieber ging 8 Wochen vorauf, ehe sich die Bräune zeigte, und erst als diese 2 Wochen geherrscht hatte, gesellte sich der Scharlach hinzu. In der Epidemie, die *Lepecq de la Clotwe* beobachtete, zeigten sich: Durchfälle von grüner Galle, wie Schnittlauch, Aufgetriebenheit des Unterleibes, wie ein Ballon, Schwämmchen, sehr schmutzige Zunge, bitterer Geschmack, Erbrechen von Galle, und war diese gelb und ölicht, ging mit den Stühlen meergrüne Galle weg, so hörten die Kinder sogleich auf zu schreien (p. 530, 31). — *B. Rush* fand in der Epidemie von 1783, 84 das Erbrechen so allgemein, dafs er es für ein pathognomonisches Zeichen der Krankheit hielt. Das was ausgebrochen wurde, war immer Galle (Med. Untersuchungen p. 163).

Der asthenische Character ist aber immer der allgemeinere, wenigstens wird es schwerlich der inflammatorische während der ganzen Krankheit bleiben. Da hier eine Entmischung der Säfte statt findet, die leicht einen faulichten Character herbeiführt, und da die Mattigkeit gleich vom Anfange bis zu Ende, von *Huxham*, *Fothergill* (p. 188), *Chambon de Montaux* (p. 284), *Wright*, *Schaeffer*, *Grant*, *Thilenius* etc. beobachtet wurde, und der treue Begleiter der Schwäche, ein langer, ja 16stündiger (*Grant*) Frost, dem sich bald: eine Hitze bis zum Verbrennen hinzugesellte. (*Severin*, *Mercatus*, *Wright*, *P. Frank* heftig und beifsend, Interpr. Clin. Nr. 43, *Chambon*, auf der Haut und im Munde, p. 284). *Severin* versichert: seine Kranken hätten immer grofse Züge Luft eingeathmet, um sich abzukühlen, das Ausathmen sey dagegen nur klein gewesen. — Deutet dies vielleicht schon auf den langsamen Athem hin, der in der *Hamilton*'schen Epidemie das Signal zu einer tödlichen Schwäche gab, die dann, trotz der übrigen guten Erscheinungen in 24 Stunden tödtete? — Der sonst gar nicht erschwerte Athem, sank erst auf 18 ja bis zu 8 Zügen in der Minute (l. c. p. 309). — Der Puls war in der Regel sehr schnell und klein [*Darwni* (II. 448), *Fothergill* (120 bis 30 in der Minute),

P. Frank (matt, kraftlos, schnell), *Grant* (schwach und zitternd, p. 255), *Hirschel* (p. 53), *Wright* (p. 99)]. — Fand ihn *Grant* auch hart und voll, und bestimmte er *Chambon* auch schon bei einem 8jährigen Mädchen zum Aderlafs, so wurde doch hiedurch die Ermattung vermehrt, wenn auch das Fieber gemindert (p. 284). — In den höheren Graden sehen die Kranken gleich wie Leichen aus, sind so schwindlicht, als ob sie eine Ohnmacht bekommen wollten (*Fothergill*), das Stehen wird von Ohnmachten begleitet, ja unmöglich (*Monro* 196, *Fothergill*). — Die Kinder verlangten beständig zu liegen (*Maerker* p. 88). Die Augen werden in keiner Krankheit so geschwind ihres Glanzes beraubt (*Fothergill* p. 296), schon einige Stunden vor dem Tode fand er sie undurchsichtig und dunkel, auch wohl thränend und entzündet. *Chomel* fand sie natürlich (Obs. III. IV.), *Stoerk* trübe. *Maerker* verschwollen und halb geschlossen. — Die Physiognomie wurde stumpf und leidend, die Muskeln schnell schlaff und welk, teigigt, die Haut bleich, schwach, marmorirt, *Maerker*. — Der Kopfschmerz hat auch hier, das den Faulfiebern eigenthümliche, dafs er wie der ist, den man von zu grofsem Geräusch in Gesellschaften bekömmt — Deliria, Schlaflosigkeit, sind zuweilen schon vom Anfange an da, und andauernd, und bei Erwachsenen höchst furchtbar, *Fothergill*, *P. Frank*, *Chambon*. Zuweilen Sopor (*Maerker*).

Dies sind die Fiebererscheinungen, unter welchen die br. Br. verläuft, die ich jetzt näher beschreiben will.

Sie ergreift gewöhnlich den ganzen Rachen, am vorzüglichsten aber die Mandeln. Zuweilen wird jedoch anfangs auch die Gegend des Kehlkopfs zuerst ergriffen, welches sich durch mehr oder weniger heftigen Husten und schweres Athmen offenbart (dies war bei der von *Hirschel* beobachteten Epidemie der Fall).

Eine anfangs blühende, glänzende, später immer dunkler werdende Röthe zeigt sich zuerst am hinteren Rande des Gaumens, in den Winkeln über den Mandeln, und an den Mandeln selbst.

Schnell verbreitet sich über diese Theile eine Geschwulst, die nach *Darwin* (II. 447) mehr elastisch als ödematös seyn soll. Dies ist wahrscheinlich ein Druckfehler. *P. Frank* sagt bestimmt: die Geschwulst ist weich, gleichsam als wäre in ihr eine Feuchtigkeit enthalten.

Verhältnifsmäfsig ist die Geschwulst gröfser als der Schmerz, welchen *Grant* (p. 48) und *Scheidemantel* (p. 196) dem Brennen von Pfeffer vergleichen, *Fothergill* nur einem Wundheits-Gefühl, mehr Rauhigkeit als Schmerz, welcher sonst Entzündungen begleitet. *Hamiltons* des jüngern Kranker konnte mit wenigen, der des *P. Frank* ohne alle Schmerzen schlucken. — Zuweilen ist blofs das Ausschnauben und Aufhusten, Räuspern, Spucken äufserst schmerzhaft, und weit beschwerlicher als das Schlucken selbst (*Schaeffer*, p. 249). — Zuweilen lassen so wie der Brand entstanden ist, alle Schmerzen und Schlingbeschwerden nach, vermehren sich aber bei Verschlimmerungen wieder. — Nicht immer ist er indefs so gelinde. *Lepecq* beobachtete den Schmerz bis zu den Muskeln des Halses, bis zum Innern des Ohres verbreitet, p. 531. *Scheidemantel* gleichfalls bis zu den Ohren und zum Schlüsselbein (p. 198), und *Horns* Kranker klagte über heftige Halsschmerzen.

Auf diesen rothen, zuweilen wenig (*Aretaeus*), meistens aber sehr geschwollenen, brennenden oder schmerzenden Theilen, erblickt man nun, schon in den ersten 24 Stunden (*Chomel* bei allen, *Chambon*), oder am 2ten Tage (*Hamilton* d. j., *Thilenius*), oder auch wohl erst am 3ten (*Thilen*) aschgraue Flecken, die wie Speck aussehen, oder vielmehr so, als wenn man das Zahnfleisch drückt (*Johnston*, Samml. auserl. Abhandl, 5. Bd. S. 355), und mit rothen oder blauen Rändern umgeben sind. — Zuweilen sehen diese Flecken den Schwämmchen ganz ähnlich (*Chambon*, p. 284), nur haben sie eine irreguläre, nicht die runde oder ovale Gestalt (*Hamilton* jun.). Zuweilen erscheinen sie zuerst als kleine Erhabenheiten von der Gröfse einer Erbse (*Hirschel*, p. 53), die entweder gleich einen schwarzen Punkt in der Mitte haben, oder bald bekommen. Aber diese graue schwarze Farbe entsteht nicht von einer Kruste, oder von Eiter, die etwa auf den leidenden Theilen ruheten, sondern von brandiger Zerstörung von wirklich abgestorbener Substanz (*Fothergill*, p. 268) oder von wildem verdorbenem Fleisch (*Monro*, p. 195).

Der die Geschwüre umgebende blaurothe Rand, ist gespannt und schmerzhaft, die übrigen Theile sind bleicher, mifsfarbiger.

Die Geschwüre, die zuweilen auch als eine Menge kleiner weifsgrauer Pünktchen erscheinen, die sich oft aber schon in wenig Stunden ausbreiten (oft später), und in einander fliefsen, bedecken sich dann mit dicken, oder auch, während ganzer Epidemieen, wie in der *Scheidemantel*'schen, mit dünnen Borken, die, wenn sie ausgebrochen werden, so leicht sind, dafs sie schwimmen. (*Chomel*, Obs. V.) An ihren Rändern sieht man die Eiterung. Wo sie sich trennen, sieht man bösartige hohle Geschwüre mit Jauche bedeckt, die sich an Gröfse, oft auch an Tiefe und Zahl immer vermehren, sich über Zunge, Zahnfleisch (*Hirschel, Raulin, Wright*), Lippen verbreiten, so dafs man oft den ganzen Mund dunkelroth und schwarz erblickt, aus welchem blutiger Speichel fliefst. Ganze Stücken vom unerträglichsten Geruch wurden von der Zunge, vom Gaumen, ja der ganze bewegliche Gaumen und das Zäpfchen, ausgeworfen (*Hirschel*, p. 53, *Thilenius*, p. 44), welche dann beim Bewegen und Ausstrecken höchst schmerzhaft sind (*Chambon*). — Den Rachen erblickt man, wie bei Erhängten (*Mercatus*, p. 136). — Die Geschwüre steigen auch zur Nase hinauf, welches man aus dem häufigen Niesen und starken Auswurf wahrnehmen kann, bevor man die mifsfarbigen Flecken selbst erblickt. Jenes Niesen beobachtete *Huxham* unaufhörlich, und den Abflufs zum Bewundern stark; ja er sah viele Kinder ersticken, wenn sich dieser Ausflufs stopfte. Die Nase füllte sich so, dafs ein Vater sie seinem Sohne aussog, um Erstickung zu verhüten (*Grant*). Anfangs ist die ausfliefsende Feuchtigkeit längere Zeit hell, später wird sie purulent. — Sie steigen zur Luftröhre hinein, die Kinder fangen dann an beim Husten zu weinen, und bezeichnen nun die Luftröhre als den Sitz der Schmerzen, welche auch wohl etwas geschwollen ist. Der Athem wird sehr schwer, und alle bekannten Zufälle des Croups treten ein. Ja diese Geschwüre und

Zufälle in der Luftröhre tödteten wohl eher, ehe man sie im Munde entdeckte (*Hirschel*). Unter solchen Umständen sieht man dann auch wohl Stücken von der innern Luftröhrenhaut auswerfen, vermischt mit Blut und faulem Schleim. — Die Geschwüre steigen auch zum Schlunde hinab, und machen dann das Schlucken unmöglich. Es entsteht dabei Singultus, Erbrechen (*Hirschel*), Krämpfe im Innern des Halses, und eine Frau, die es dennoch erzwingen wollte, wäre beinahe darüber gestorben (*Chambon*, p. 285, 86). — Sie verbreiten sich zum Magen und Darmkanal hinein, die man nach dem Tode roth, und den Hintern abgehäutet fand (*Huxham*), nachdem die heftigsten Coliken und blutige Diarrhoeen vorauf gegangen waren. — Endlich haben wir auch Durchfressungen nach aufsen mit brandigen Zerstörungen des ganzen Vorderhalses beobachtet. Ein merkwürdiges Beispiel dieser Art finden wir in den Schwed. Abhandl. 9. Bd. S. 287 — 92 von *Bollenhagen*, mit der Section 5 Befunde von *Acrel*. Ein anderes von *Horn* (Arch. 1819. 2. Bd. S. 272). Wenn hier eine Oeffnung nach aufsen erfolgt, kehrt zuerst Ruhe wieder, ganze Fleischklumpen faulichter Art werden mit Blut und Eiter ausgeworfen, und die äufsere Geschwulst ergiefst verdorbene Materien in grofsen Massen. — So wie hier im Grofsen die Zerstörung folgt, erscheint sie auch in jedem einzelnen Brand-Geschwüre im Kleinen, theils indem sich die Geschwüre in Breite und Tiefe ausdehnen, theils indem die abgeschiedene Jauche ätzend wirkt. Sie zerfrafs die Lippen, über welche sie aus dem Munde herab flofs (*Meyer*, p. 125); entzündete alles was sie berührte, selbst die Hände der Wärterinnen, ja *Mercatus* sah davon die Brüste einer Amme brandig werden. — Sie erzeugte Blasen an Lippen und Wangen (*Fothergill*, p. 290). Ja ihr Dunst ist so faulicht, dafs davon das Ohr und die Lungen angegriffen werden, Schwerhörigkeiten (*Meyer*, p. 122), Pneumonieen und Eiterungen in beiden entstehen (*B. Rush*, l. c. p. 166), und solche Durchfressungen, dafs man die gegebenen Arzneien wieder zum Ohre heraus kommen sah (*Horn*, Arch. 1811. p. 263). — So fressend diese Jauche nun ist, so übel ist auch ihr Geruch. Den unerträglichsten Gestank beobachteten Alle, die Kranken unterscheiden selbst, wie dieser ihnen so widrige Gestank aus Nase und Mund kommt (*Schaeffer, Hufel.* Journ. 6. Bd. p. 249), und er ist das untrüglichste Zeichen, wenn auch alle übrigen mangelhaft seyn sollten (*van der Mondé*, Theses: *an in ulcere Tonsillarum gangraenoso antiseptica.* Paris 1749). — Aber dieser Geruch dringt auch schon aus dem Munde hervor, selbst wenn man nur noch blofse Entzündung und keine Eiterung wahrnimmt. So beobachtete *Cortesius* gleich am ersten Tage einen Geruch, wie von faulen Fischen, den die Kranken an sich selbst wahrnahmen, ja der sogar ansteckend war, ehe sich brandige Geschwüre im Munde zeigten. — Am zweiten Tage beobachtete ihn *Zacutus* so, dafs daraus die vollkommenste Fäulnifs abzunehmen war (Lib. 1. Obs. 20.). Sonderbar ist es: dafs *Hamilton* d. j. den höchst übel riechenden Athem erst zwischen dem 6ten und 9ten Tage beobachtete. Indessen mangelt er doch auch bei einzelnen Individuen ganz, z. B. beim 6ten Kranken des *Cortes.* — Gegen Ende der Krankheit wird er nun vollends unerträglich (*Cortes*, Obs. 1.), man kann sich kaum nahen. (Obs. 3 und 4.)

So wie der Athem, so riechen nun auch der Speichel und der ausgeworfene Schleim cadaverös und unerträglich (*Meyer*, p. 121), *Planchon* (l. c. p. 508) fand schon den noch gar nicht eitrigen, sondern blofs weifsen und zähen Schleim übelriechend. Wie sehr unter solchen Umständen die Functionen der Schling- und Athmungs-Werkzeuge beeinträchtigt werden müssen, ist leicht zu erachten, zumal da man den hintern Theil der Zungenwurzel bei den meisten Kranken angeschwollen findet (*Chomel*), bei einigen so, dafs die Untersuchung des Halses kaum möglich ist (*Ders.* Ob. VII). Dennoch ist das Schlucken nicht so beschwerlich, der Schmerz nicht so heftig, als in andern Bräunen, dieser läfst vielmehr nach, wenn der Brand entsteht. — Indessen giebt es doch auch hier Ausnahmen; bei *Chomel's* 5ten Kranken, kam z. B. das Getränk wieder zur Nase hervor, dasselbe beobachtete auch *Meyer* in Wien, wo wohl das freiwillige Brechen der grünspanartigen Galle den Hals besonders angegriffen hatte, und die Zungenwurzel mit geschwollen war. Feste Speisen glitten gar nicht hinab, kalte Flüssigkeit nur mühsam und mit den gröfsten Schmerzen, warme machten ein solches Brennen, dafs sie gleich wieder ausgestofsen wurden (l. c. p. 120). — Auch *Chambon* fand das Schlingen fast ganz unmöglich, wo breite, fressende, sehr entzündete Geschwüre an der Grundfläche der Zunge safsen (p. 235).

Das Athmen ist, wie gesagt, da vorzüglich beschwerlich, wo die Luftröhre zuerst, oder später mit leidet, wo die Krankheit gleich mit Catarrhal-Zufällen eintritt (*Zacutus*). Hier zeigen sich dann oft wahre Brustbeklemmungen (*Mercatus*, p. 136. *Fothergill*, p. 267) und kurze nur mit geöffnetem Munde mögliche Respiration (*Meyer*, p. 122).

Die Stimme wird meistens sehr verändert, heiser (*Schaeffer*), das Sprechen geschieht mit Mühe, ist kaum verständliche Nasensprache (*Meyer*), ist auch wohl fast ganz erloschen (*Chomel*, Obs. III. *Chambon*, p. 284, 86). Sie gleicht dem Ton der venerischen so, dafs man allein hieraus auf die Krankheit schliefsen konnte (*Severin*, p. 442).

Zuweilen ist Husten vorhanden, der dann bald Krusten, bald Pseudomembranen, bald abgestorbene Theile, bald Eiter und Blut bringt.

Auch äufserlich am Halse zeigen sich Geschwülste: 1) Sind hier die Mandeln fühlbar und kaum die Berührung ertragend (*Fordyce*, p. 133. *Meyer*, p. 122). Ferner die Drüsen unter der Zunge (*Raulin*).

2) Zeigt sich eine wässrige Geschwulst, die über den oft schwer beweglichen und steifen Hals bis zur Brust, ja noch weiter hinabsteigt. Sie wurden in älteren Zeiten fast allgemein beobachtet und beschrieben, namentlich von *Severin*, *Cortesius*, *Alaymus*, *Heredia*, aber auch von neueren, z. B. von *Fothergill* und *Thilenius* (p. 43). *Severin* beobachtete sie schon am zweiten Tage cirkelförmig um den ganzen Hals und mit grofser Gefahr.

3) Geschwulst der Ohr- und Submaxillar-Drüsen (*Mercatus*). — *Maerker* beobachtete in mehreren Fällen die kleine Drüse, dicht unterhalb des Kinns, zur Gröfse einer Wallnufs angeschwollen, hart und empfindlich (p. 93).

4) Die lymphatischen Drüsen schwellen vom Reiz der

Materie, bald an einer, bald an beiden Seiten, und sind beim äufsern Druck schmerzhaft (*P. Frank*); auch *Nooth* fand sie aufgeschwollen, dagegen die unter der Zunge liegenden Speicheldrüsen gar nicht. Die Erstickung, welche von ihrer Geschwulst, von *Cullen* §. 307., hergeleitet wird, dürfte sich doch wohl schwerlich ergeben.

Form und Grade der br. Br., sind nun nach individuellen und epidemischen Verhältnissen oft sehr verschieden.

In gelinden Graden sieht man z. B. gar keinen grauen Eiter- oder Brandstock, sondern nur ein welkes Geschwür, welches sich mehr durch Ungleichheit der Oberfläche offenbart, ähnlich denen, welche sich bei Catarrhal-Bräunen entwickeln, und später in Brand übergehen.

Zuweilen sieht man nur gelbliche Vertiefungen, die sich aber bald als Geschwüre durch den entsetzlich stinkenden Athem offenbaren, und wenn sich das gelbe Häutchen abschält, eine rothe, mit Blut tingirte, tiefe Fläche zeigen, die vom Umfang her wieder zuheilt. *Scheidemantel* beobachtete eine solche Epidemie im Fuldaischen 1788 (l. c. p. 196 bis 199). — Zuweilen, und darüber finden wir 2 Beobachtungen bei *Fothergill* (p. 296) tödtet die Krankheit schon den zweiten, dritten Tag, bevor noch Borken erscheinen, aber desto dunkler wird dann die Halsröthe, sie nähert sich mehr dem bläulichen.

Zuweilen sieht man blofs ein chancroeses Geschwür, merkt äufserlich Geschwulst, aber innerlich kaum Röthe, aber dennoch erfolgt ein schneller Uebergang zum Kehlkopf und baldiger Tod (*P. Frank*, Interpr. clin. Obs. 43). Zuweilen ist das Fieber hierbei sehr gelinde, kaum Hitze zu bemerken, ja es scheint ganz zu fehlen, und die Kinder essen dabei mit Appetit.

Zuweilen werden die Geschwüre mit Pseudomembranen bedeckt, *Lepecq* sah Mandeln und Zahnfleisch damit überzogen (p. 531), *Meyer* sah die Geschwüre am hintern Theil des Schlundes (p. 121). *Maerker* sah diesen Ueberzug aus vielen kleinen weifsgrauen Pünktchen entstehen, die zusammenflossen und wie ein Messerrücken dick die Theile bedeckte, und auch zum Gaumen herab stieg, ohne dafs dieser vorher roth gewesen war. Bei einem Kinde stieg er bis zum Zahnrande, er safs unglaublich fest, und lösete sich erst, wenn Erschlaffung und Lähmung eintraten. Dies sind die Fälle der br. Br. mit entzündlicher Complication, wie sie *Autenrieth* beobachtete. *P. Frank* sah die br. Br. als sie beinahe gehoben war am 8ten Tage in Croup übergehen. — *Mackenzie* leitet sogar alle Croups von der Verbreitung eines solchen Mandel-Ueberzugs nach der Luftröhre, ab! (*Horn*, Archiv 1825. II. p. 330) und will diesen Verlauf gewöhnlich an Lebenden und Todten beobachtet haben. Dies läfst sich nicht anders als aus einer fortschreitenden br. Br. von den Schling- nach den Luftwegen erklären.

Zuweilen bleibt es nicht blofs bei den brandigen Zerstörungen im Halse, sie zeigen sich auch an andern Theilen des Körpers, das war in der Epidemie der Fall, die *Langhans* beobachtete, er sah gleichzeitig Blasen der Haut und Geschwüre der Weichen (Acta Helvetica 1755. p. 260). — Auch bei *Lepecqs* Kranken gesellten sich, am 5ten Tage der sehr faulichten Bräune, am ganzen Körper weifse Punkte, und ein sehr geschwollener Arm hinzu, dieser wurde mit breiten Hitzblattern bedeckt, die Oberhaut trennte sich, wenn man sie berührte, und der schrecklichste Brand tödtete. Bei einer andern waren die Punkte am Arm, welche auch am 5ten Tage ausbrachen, gleich schwarz (p. 545, 46). — *Grant* beobachtete schon am 7ten Tage vor dem Tode an den Schenkeln Brandflecke, die bis auf den Knochen drangen (p. 131). — *Hirschel* sah auf den Wangen bösartige schwarze Geschwüre ausbrechen (p. 63).

Je mehr typhös der Character, je mehr Colliquation offenbart sich. Es erfolgen Blutungen eines dünnen bleichen Blutes aus Nase, Mund, After, Scheide zu ungewöhnten Zeiten, den Ohren, und wenn sie von Zerfressungen der Gefäfse entstanden, können sie leicht tödlich werden (*Fothergill*, p. 295).

Die Haut, welche vom klebrigen Schweifs ein schmuzziges Ansehn bekömmt (*Marcus*), wird mit Frieseln und Petechien bedeckt (*Severin*, *Fothergill*, *Störk*, *Hirschel*). Der Brand zeigt sich an den vesicatorierten, an den gedrückten Stellen, wie am heiligen Bein (*Chomel*, Obs. VI), am Ellbogen (*Grant*). Die Zunge, welche anfangs gewöhnlich rein, hochroth, hinten nur braun war, wird von den Geschwüren, ihren Borken, und dem Beleg ganz schwarz, schwer, zitternd (*Stoerk*). Das Gefühl im Munde hört ganz auf, das Schlingen, das Athmen werden höchst beschwerlich, weil oft wahre Wassergeschwülste im Halse entstehen, weil sich die kleinen Geschwürchen der Mandeln etc. in ganze eiternde Flächen verwandelt haben (*Fordyce*, p. 233), und weil ihre Jauche Schwämmchen hervorgebracht haben, womit *Grant* Gaumen, Wangen und Lippen bedeckt fand, p. 90. Diese machen dann oft enormen Speichelfluſs, oder sie gehen zum Darmkanal hinab, machen Diarrhoeen, die überhaupt in unserer Krankheit oft so hartnäckig sind, daſs sie gleich wieder erscheinen, sobald nur die Wirkung des Opii aufhört (*Fothergill* p. 295), und so wie diese fortdauern hört die Salivation auf, womit so viel Unreines ausgeleert wurde; so trocknet denn der Rachen gleichsam aus, wird glänzend, bläulich (*Fothergill* p. 296). Der sparsam flieſsende Urin, der klebrige Schweiſs nehmen einen höchst üblen Geruch an.

War im Anfange der Durst auch nicht so groſs, als in andern Entzündungen (*Fothergill*), so wird er jetzt so lechzend, daſs die Kranken die dürre Zunge heraus strekken (*Mercatus* 136). — Die dicken Krusten, welche sich lösen, oder die abgestorbenen Theile, reizen zum heftigsten Krampfhusten, die zum Magen herab gesunkene Jauche, oder auch ihr unerträglicher Gestank, reizen zum anhaltenden Würgen und Erbrechen (*Mercatus* p. 136), wodurch vorhandene Würmer ausgeleert werden. — Das anfangs gegen Morgen nachlassende Fieber, oft so sehr, daſs die Kinder in den besseren Zeiten spielen konnten (*P. Frank*), schreitet nun anhaltend fort, der Puls wird immer kleiner, schneller, schwächer, Angst und Schmerzen zwingen zu stetem Umherwerfen, zu überlautem Geschrei, zum Aufspringen, so daſs *Chambon* zum Binden der armen Kranken veranlaſst wurde. Der Geruch ist aashaft, das Schlucken leicht, der Athem schwer, das Gesicht wird dunkler oder todtenbleich. Vorhandene Zuckungen werden allgemeiner, stärker und unter kalten Schweifsen folgt meistens ein Erstickungs-Tod!

Ausgang in Genesung

erfolgt, indem der Harn trübe wird, einen kleienartigen oder dicken, schwarzen, stinkenden (*Hirschel*) Bodensatz bekömmt; die etwa vorhandene Diarrhoe in Verstopfung übergeht, der gelinde Speichelflufs fortdauert; indem eine äufsere Halsgeschwulst mit Verminderung der innern entsteht; die dicken Krusten oder braunen mehrfarbigen Häutchen, sich leicht trennen, und die Stellen, welche sie bedeckten, eine frische Röthe, keinen unreinen Grund, und keine Jauche sondern einen guten Eiter zeigen, und alle Symptome so wie das Fieber unter kritischen Ausleerungen verschwindet.

Einige wollen auch kritisches Nasenbluten beobachtet haben, z. B. *Severin*, *Meyer*, von anderthalb Unzen. — *Heredius* hält es dagegen für das sicherste Zeichen des nahen Todes. — *Fordyce* sah es nie hülfreich, doch aber auch nie so gefährlich als Andere (p. 240). *Plenziz* der Sohn sah es ganz klein, aber doch hülfreicher, als 3 Aderlässe (l. c.).

Der Ausgang in einen Abscefs der Mandel ist wohl selten, aber doch von *Grant* (Obs. 14. p. 146) beobachtet. Gegen den 5ten Tag schwillt hier der Hals immer mehr zu, so dafs die Kranken voll Angst nicht im Bette ausdauern können, die Schmerzen vermehren sich, bis sich die dunkel gefärbte Borke einer Mandel nach einigen Tagen löset, und der Eiter auf einmal in bedeutender Menge ausfliefst, oder auch, wie im *Grant*'schen Fall, zum Magen hinabsinkt, worauf denn sofortige Erleichterung erfolgt, die aber der br. Br. wegen, nicht andauernd ist.

Ausgang in Abscefse der Zunge: *F. J. Baier*, de Ang. maligna in plures linguae abscessus salutariter degenerante (Nov. A. N. Cur. T. 2. p. 299).

Ausgang in Brand und Entzündung der Lungen beobachtete *Chambon*.

Dauer.

Die Genesung erfolgt gewöhnlich innerhalb 7 bis 14 Tagen.

Bei phlegmatischen, schlaffen, welken Kranken, dauert das Abstofsen der Borken mehrentheils eine Woche, wenn auch alle übrigen Zufälle schon mit dem 4ten, 5ten Tage nachlassen.

In entgegengesetzten Körpern hören jene Zufälle nicht eher auf, bis die Borken abgefallen und die Geschwüre geheilt sind.

Bei *Chomels* achten Kranken war die Genesung am 45ten Tage noch nicht vollständig, sie konnte nur mit Mühe und durch die Nase sprechen. — Bei einer andern blieb der Zapfen noch einige Zeit verlängert.

Der Tod erfolgt zuweilen sehr schnell. So sah *Malouin* 1758 in Paris schon viele Kinder in der 9ten Stunde sterben, ehe man die Krankheit gehörig erkannt hatte (Hist. de l'Ac. des scienc. 1748. p. 551). — *Neumann* nach 12 Stunden. (S. *Horn's* Arch. 1811. p. 252.)

Den ersten Tag beobachteten Todesfälle: ***Mercatus, Severin.***

Den 2ten: ***Mercatus, Severin, Tournefort.***

Den 3ten: ***Grant, Severin, Fothergill, Stoerk.***

Den 4ten: ***Mercatus.***

Den 5ten: ***Severin.***

Den 6ten: ***Grant, Hirschel, P. Frank.***

Den 7ten: *Chambon, Severin, Meyer.*

Den 8ten: ***Thilenius.***

Den 16ten: ***Grant.***

Dafs er erst den 20sten, 30sten, 60sten, erfolgen sollte, wie *Vogel* (Prael. acad. §. 184.) behauptet, gehört wohl zu den gröfsten Seltenheiten.

Leichenbefunde.

Die ganze Mundhöhle, die Schling- und Athmungs-Werkzeuge, sah man zum Theil vom Brande zerstört oder verdickt, oder mit dunkelgelben Borken bedeckt (*Nooth*), unter welchen Vereiterung und Substanzverlust zu bemerken war. Aehnliche Erscheinungen beobachtete man bis zum Magen hinab (*Lepecq*). Ja noch in den Därmen brandige Geschwüre (*Lieutaud*). *Le Cat* durch den ganzen Darmkanal, und diese so mürbe gefressen, dafs die Därme ihre Contenta in den Unterleib ergossen hatten (Philos. Transact. Vol. 49. p. 49). Zuweilen trifft man nur braune Flekken und oberflächliche, brandige, rothe Geschwüre, ohne Borken (*Nooth*). — *Chambon* fand die Nase voll vom miſsfarbenen Schleim, doch die Haut gesund. *Lieutaud* geschwürig, *Nooth* aufgeschwollen (in der *Withering*'schen Dissertation).

Neben den brandigen Geschwüren traf man die Theile, z. B. den Gaumen, mit Pseudomembranen bedeckt, ganz denen im Croup, in der Luftröhre gleich, nur schmutziger, aber eben so zähe, so daſs man sie, ohne sie zu zerreiſsen, abziehen konnte, also Exsudation im faulichsten Zustande, denn Gaumen, Schlund, Kehlkopf, waren voll schwärzlicher Jauche, und alle diese Theile, bis einen Zoll in die Luftröhre hinab, faul und schwarz, das übrige bis zur Bifurcation entzündet, und ihre Aeste gefüllt mit gelber theils röthlicher Materie (*Chambon*, p. 290).

Eine ähnliche Verbindung der br. Br. und des Croups finden wir von *Bard* beobachtet (s. *Johnstone*, l. c. p. 366 etc.). Bei einem Mädchen fand man nicht nur die Brandborken auf den Mandeln, am Schlunde, auf der Zungenwurzel, sondern auch auf der Epiglottis und im ganzen Kehlkopf. Die Luftröhre aber war bis in die Lunge mit einer zähen, festen Pseudomembran überzogen etc. und entzündet. Am 3ten Tage war dies Kind schon an croupalen Zufällen gestorben.

Auch *Monro* in Edinburg und *Marteau* fanden bei einigen an der br. Br. verstorbenen Kindern alle Luftwege mit Pseudomembranen überzogen. Vergleichen wir hiermit die Beobachtungen von *Starr*, *Beyley*, *Ferriar*, *Rumsey*, *Maerker* und *Keck*, welche ich ausführlich im 1ten Bande meiner Monographie über den Croup, p. 201 — 6, angeführt habe, ferner die von *Hosak*, *Louis*, *Rostan*, so muſs man sich wundern, wenn *Latour* an dieser Complication zweifelte. In früheren Zeiten hielt man manches für br. Br., was nur allein Croup war, indem man den Auswurf von Pseudomembran für ausgeworfene innere Haut hielt. (S. die *Marteau*'sche Observation.) — Wollen wir denn den Croup hier, wie *Hosak*, den symptomatischen nennen, so habe ich nichts dagegen, nur wollen wir nicht vergessen, daſs *Hirschel*

schel die br. Br. gleich mit Croupal-Zufällen hereinbrechen sah.

Stoerk sah nicht blofs zerstörte Mandeln, Zapfen, Gaumen, sondern auch die Gaumenknochen und Halswirbel waren angefressen, die Därme brandig.

Horn sah die Parotis mit in Eiterung gegangen, die Tonsille und Zungenrand, der obere Theil des Schlundes und der Choanarum, die Eustachische Röhre, das Trommelfell, die Kinnlade angefressen und brandig.

Acrell secirte den Mann, den *Bollenhagen* behandelte, dessen Bräune sich nach aufsen durchgefressen, und fand die äufsere Geschwulst ¾ Elle im Umfang, die Oberhaut an mehreren Stellen abgeschält, Fetthaut und Muskelflächen bis zur Luftröhre zerstört. — Vom Kinn bis zur Zungenwurzel alles brandig, alle Umgebungen des Larynx und Pharynx schwarz, die linke Mandel meistens zerstört, und wo sie liegt, fand man eine Oeffnung nach dem grofsen Geschwüre hinein. Das Brustbein machte die Grenze der Zerstörung.

Was man, aufser dem Brand in den Lungen (*Alaymus*, *Chomel*), in der Leber und andern Theilen fand, scheint mir ganz beziehungslos auf unsere Krankheit zu seyn.

Ursachen der br. Br.

Die nächste ist die Reizung, welche einen Andrang der Säfte zum leidenden Organe bewirkt, und sich uns durch Geschwulst, Hitze, Röthe, Schmerz offenbart. Warum sie hier nicht energischer wirkt, sondern mit faulichten Zerstörungen auftritt, das ist in den

Prädisponirenden, in der Luft und in der faulichten Säftebeschaffenheit zu suchen. — Das erhellet ganz klar aus folgenden Beobachtungen:

In den Monaten, worin die kräftigeren Entzündungen vorherrschend zu seyn pflegen, December, Januar und Februar, hörte die br. Br. auf, aber als sich im März der faulichte Synochus wieder einstellte, kehrte auch sie zurück, aber aus jenen Monaten her, noch energischer, beim ersten Kranken noch mit so hartem Puls, dafs der vortreffliche Beobachter, *Grant*, dadurch zum Blutlassen bestimmt wurde. — Aber im Blute war noch der, den Faulfiebern eigenthümliche Charakter, es war locker, hatte viel Serum, und keine inflammatorische Kruste. Er konnte nun nur wieder durch seine diaphoretisch-antiseptische Heilmethode retten. — Von der Verbreitung des faulichten Synochus an, breitete sich die br. Br. überall aus, wurde völlig epidemisch, ganze Familien lagen auf einmal, und es starben viele, jedoch nicht ihm, der das Wesen der Krankheit so tief durchschauete. — Als *Stoerk* (l. c. p. 144) die Angina inflammatoria herrschen sah, bekam ein Kranker ein Faulfieber, mit Flecken, stinkendem Schweifs, welches gleich mit so erschöpfender Diarrhoe anfing, dafs die Krankheit gleich ein tödliches Ansehn gewann. Hier bekam nun auch gleich die Angina den typhösen Charakter. Der Brand im Halse griff so um sich, dafs ganze Stücken abfielen, und mit erstaunlichen Zerstörungen in 3 Tagen tödtete. — Der Aufwärter bekam auch das Petechienfieber, aber keine Bräune.

Den bei dieser Krankheit obwaltenden Grund-Charakter der Schwäche habe ich schon oben bei der Schilderung des Fiebers dargethan, den faulichten bei der Schilderung der Leichenbefunde. Noch mehr thun es folgende Beobachtungen. — *Fordyce* fand das Blut hellroth, wie Lämmerblut, den Kuchen gallertartig, weich. *Huxham* so weich, dafs man ihn hätte mit einer Feder durchschneiden können; er fand es so, als hätte man Hirschhorn-Geist zugegossen, um dadurch seine natürliche Gerinnung zu verhindern, bei der 2ten und 3ten Aderlafs schien es gar eine eitrige Jauche zu seyn. Auch *Chomel* fand es bei allen Kranken aufgelöset. Zuweilen war es mit einer sehr dünnen, weifslichen, bleifarbenen Haut bedeckt, darunter lag eine grünliche Gallerte und lockerer Kuchen (*Grant*). — Athem, Schweifs, Urin, das Wasser welches die Vesicatorien gezogen hatten (*Hirschel*) stanken. — *Hirschel* beobachtete: dafs sich die Epidemie drei ganzer Monate in der Juden-Strafse und Wohnungen aufhielt, wo Schmutz und höchst verdorbene Luft zu Hause gehörten, wo man nur bei den jüdischen Kindbetterinnen die gefährlichsten Friesel- und Petechien-Fieber fand und die Hälfte von allen daran erkrankte (l. c. p. 64 — 66). — In Frankreich entwickelte sich die Krankheit bei grofser Hitze (30° R.), als Moräste austrockneten und Südwinde mehrere Monate weheten (*van der Monde*). —

Nolde beobachtete, dafs die anfangs gelinde Krankheit sich in dem Grade vermehrte, als sich mehr Nervöses und scharfe Galle entwickelten, es gesellten sich dem nun schlimmeren Halse noch Schwämmchen hinzu und ein Friesel, welcher zum Theil in Eiterung überging (l. c. p. 51). —

Zu den prädisponirenden Ursachen gehören ferner: das jugendliche Alter, doch nicht ausschliefslich, wie es die Beobachtungen von *Hirschel, Chambon, Meyer, Fothergill* etc. zeigen. — Ferner das weibliche Geschlecht, und die schwächere Constitution, ursprünglich, oder durch Krankheiten erworben.

Den faulichten Charakter zeigt endlich auch ihre Ansteckungsfähigkeit. Nur mit einer Ausnahme, sah *Hamilton*, dafs sie in allen Familien, wo mehrere Kinder waren, auch mehrere nach einander ergriff. — *Severin* beobachtete sie so ansteckend, dafs mehrere Familien mit ihren Kindern flüchteten (l. c. p. 442). — Ein Dienstmädchen bekam die br. Br., weil sie mit einem Kinde ein Bett getheilt hatte, welches daran gestorben war (*Pouteau*, l. c. Obs. 1). — Ein Vater bekam, als er seinem Sohn mit den Fingern den Mund gereinigt, an diesen sogleich Geschwüre, den 2ten Tag war sein Athem schon stinkend etc. (*Mercatus*, l. c. p. 139). — Ein Gelehrter mufste blofs den Athem seines Freundes riechen, und diefs durch Ansteckung und Tod büfsen (*Cortesius*, l. c. p. 698). Mehrere Beispiele finden wir bei *Fothergill*, p. 294, 95. — Bei *Grant*, p. 123, 136 und 159. Bei *P. Frank*, Obs. 43 der Interpr. *Lepecq* sah 6 Ansteckungen in einem Hause, p. 534. Der Ausbruch erfolgt gewöhnlich 7 Tage nach der Ansteckung. Indessen hat man Beispiele, dafs diefs schon nach 12 Stunden, nach 2 Tagen, nach 6 Tagen, ja erst nach 8 Tagen geschah. (Man sehe *Grants* Beob. darüber p. 47 etc.)

Aufser dieser Ansteckungs-Materie sind als Gelegenheits-Ursachen zu betrachten:

Alle Schärfen, welche die Schling- und Athmungswege reizen, namentlich die Ausschlags-Materien, und ganz vorzüglich die des Scharlachs. Dieser bewirkt die br. Br. so häufig, dafs man beide Krankheiten für identisch hielt. Aber ungeachtet der grofsen Autoritäten, die diese Meinung für sich hat, glaube ich doch folgende Gründe dagegen aufstellen zu dürfen.

1) Soll die br. Br. nur Attribut des Scharlachs seyn, so mufs sie ohne diesen nicht vorkommen, wenigstens dürfen wir keine Epidemieen von br. Br. nachweisen können, in welchen jeder Hautausschlag mangelte.

Sollte man den älteren Aerzten nicht allen Beobachtungs-Geist absprechen müssen, wenn sie uns Epidemieen von br. Br. schildern, und eines so wichtigen Zufalls gar nicht gedenken! — Dafs sie nun vortrefflich beobachten und beschreiben konnten, davon giebt uns *Aretaeus* Schilderung der br. Br. den bündigsten Beweis. Eben so wenig als er gedenken irgend eines Ausschlages *Alaymus* und *Tournefort*. — *Thierys* Schilderung der br. Br., welche 5 Jahr im Spanischen Gallizien herrschte, läfst gar nicht an ein Vorhandenseyn des Scharlachs denken: Kennt man einen Scharlach, der wie sie, heimtückisch heran schlich, der ohne Fieber war! und da er nun auch, bei den br. Br. die er in Paris nachher zu verschiedenen Zeiten sah, nirgends eines Ausschlags gedenkt, und *Chomel* das eben so wenig in 8 Krankheits-Geschichten thut, wie *Chambon* in mehreren noch so ausführlich geschilderten; da in der grofsen Epidemie von br. Br., die *Hirschel* in Lyssa in Grofs-Polen 1766 vom Februar bis October, beobachtete, die grofse Verheerungen anrichtete, ohne dafs irgend ein Scharlach-Ausschlag vorhanden war, so dürfen wir hieraus mit Gewifsheit schliefsen, dafs die br. Br. eine ganz eigne Gattung von ansteckender Krankheit bilde. — Auch unser grofser *P. Frank*, der früher (Epitome Lib. II. §. 175) die br. Br. beinahe immer für ein Symptom des Scharlachs hielt, erklärt diese seine frühere Meinung in seinen Interpr. für ganz falsch, weil er nachher die br. Br. ohne allen Ausschlag beobachtet habe. Auch *Horn* beobachtete sie, ohne dafs ein Ausschlag erschien, oder irgend eine Ansteckung auszumitteln gewesen wäre (Arch. Jg. 1819 2. Bd. p. 272). — *Bluhm* (l. c. p. 124, 133) sah mehrere Kranke an der Angina putrida, in Jahren sterben, wo gar kein Scharlach herrschte.

2) **Soll die br. Br. ein Zufall des Scharlachs seyn, so dürfen wir nicht hunderte von Scharlach-Epidemieen aufweisen können, worin gar keine br. Br. erschien.**

So wie Augenentzündungen beinahe immer von den Masern unzertrennlich sind, so ist es auch die Bräune vom Scharlach. Aber das ist nicht die br. Br., sondern nach Verhältnifs der Luftbeschaffenheit bald eine catarrhalische, bald eine rein inflammatorische, bald eine gallichte. — Wenn prädisponirende Ursachen vorauf gingen, die den Körper schwächten, zur Fäulnifs geneigt machten, dann kann der Scharlach-Stoff, als Reizmittel des Halses, auch die Erweckungs-Ursach der br. Br. werden, ohne dafs sie auch nur das Mindeste mit der Natur des Scharlachs gemein hätte. — Wir dürfen hier nur eine Complication beider Krankheiten annehmen.

3) **Selbst während der Scharlach-Epidemieen kommen viele br. Br. ohne Scharlach vor.** Lesen wir z. B. die 21 Krankheits-Geschichten des *Grant* genau nach, so finden wir dafs bei 9 keine Hautröthe vorhanden war. — *Stoerks* 3 Kranke hatten keinen Ausschlag, und die Flecken des 4ten waren Petechien, wie es die übrigen Colliquations-Zeichen bewiesen. — In der Scharlach-Epidemie, die *Eichel* 1776 — 78 beobachtete, kamen Hals-Beschwerden häufig ohne Ausschlag vor, und er fügt ausdrücklich hinzu: dafs bei diesen die Hals-Beschwerden besonders heftig gewesen, so dafs der Hals oft geschwürig, selbst brandig geworden. — *Bicker* beobachtete 1778 und 1779 drei Arten von Scharlach, in der dritten Art erschien **gar kein Exanthem**, dagegen gleich heftiges Fieber, grofse Entkräftung, Angst, Unruhe, Delirien, übelriechender Athem und der Brand im Halse, welcher oft erstickte. *Neumann* sah zweimal in der bösen pestartigen Scharlach-Epidemie in Sachsen, Scharlach ohne alle Spur von Halsentzündung, l. c. p. 286. — *Aaskow* sah häufig, dafs das Exanthem fehlte. Von 94 Kranken litten nur 33 an der Angina allein, und davon starben 2 am Brande. — *Raulin* sagt uns von seiner Epidemie der br. Br.: Ausschläge waren im Anfange der Epidemie tödlich. — Beweise genug, dafs hier die br. Br.

ohne Scharlach vorhanden war. — Um diefs zu erklären, nahm man einen Scharlach ohne Ausschlag an, wo der Procefs in der Haut dennoch, wenn auch unseren Augen unsichtbar, vor sich ginge, einzelne Fälle von Abschilferung ohne voraufgehenden Ausschlag, sollten dies bestätigen. — Aber diese Fälle stehen doch viel zu einzeln da, wenn man sie mit obigen Angaben vergleichen wollte. Auch liefse sich eine Abschuppung der Haut nach der br. Br. recht gut denken, wenn der kritische Schweifs scharf war. Wer viele faulichte Krankheiten behandelt hat, wird auch gewifs Endigungen derselben mit völliger Enthäutung und Enthaarung sich erinnern, Man hat übrigens auch Abschuppungen der Haut in andern Krankheiten ohne Ausschläge beobachtet, z. B. *Stiebel* in einer Peritonitis. (S. *Rust's* Magaz., 20. Bd. p. 95.)

4) Es giebt Scharlach-Epidemieen, worin gar keine Halsentzündung vorkommt, wie z. B. die, welche *Sennert* und *Doering* beschrieben. *Simon Schulz* bemerkte 1665, dafs in der Polnischen Epidemie nur die genasen, welche an keiner Halsentzündung litten. (Eph. N. C. D. 1. An. 6. Obs. 145). Ja der Scharlach blieb ohne Halsentzündung, wo doch alle Bedingungen dazu, höchste Bösartigkeit, Statt fanden. Nachdem *Benkoe* die Epidemie von 1784 beschrieben, fügt er ausdrücklich hinzu: *Nullae his parotides, faucesque sanae, neque gangraenosae* (Eph. 1. p. 109). Endlich beobachtete auch Dr. *Ficker* zu Liegnitz eine Scharlach-Epidemie, worin nur sehr geringe oder gar keine Halsentzündung vorhanden war (*Kausch* Mem. 3. p. 188). Auch *Nolde* sah den Hals wenig oder gar nicht leiden (pag. 28 — 33).

Sollte aus allem diesen nicht hervorgehen, dafs Halsentzündungen vorzüglich leicht von der Luftbeschaffenheit hervorgebracht würden, welche den Scharlach begünstigen, und dafs sie nicht unbedingt zum Wesen der Krankheit gehören, und die br. Br. am allerwenigsten, weil sie sich am seltensten mit Scharlach vereint. Dies wird um so wahrscheinlicher, wenn wir beobachten, dafs in ganzen Epidemieen nicht so sehr die Hals- als die Ohren- und Nasendrüsen leiden [*Scheidemantel* beobachtete das 1777 (p. 189)]. *Beling* beobachtete statt der Halsschmerzen einen heftigen

Schmerz im rechten Arm, besonders in der Achseldrüse, welche eben so, wie sonst die Halsdrüsen, in Eiterung ging (*Kausch* Mem. 3. p. 205).

5) Es herrscht weder in Rücksicht des Verlaufs, noch des Ausbruchs, irgend eine Uebereinstimmung, folglich des Verhältnisses beider Krankheiten zu einander. Bald geht die br. Br. dem Scharlach vorauf. *Johnstone, Fothergill, Huxham*, sahen sie öfter erst nach der Eruption den 2ten, 3ten Tag, ja den 5ten (*Scheidemantel*, p. 190) eintreten. *Gohl* sah sie in der Berliner Epidemie erst gegen den 7ten Tag erscheinen, wenn keine Krisen im Scharlach durch Schweifs erscheinen wollten (Act. med. Berol. Vol. 2. p. 20). Ja *P. Frank* erst den 8ten, 9ten Tag. Dagegen sahen wieder *Delius* (l. c. p. 120) und *P. Frank* den Scharlach erst ausbrechen, als die Bräune schon beendigt war. — *B. Rush* beobachtete völlig gleiche Irregularitäten. Wenn irgend ein genaueres Verhältnifs zwischen beiden wäre, sollte man dann nicht eine Verminderung der Halszufälle beobachten, wenn der Scharlach ausbricht? — Und sollte sich die br. Br. nicht blofs dem entsprechenden bösartigen Scharlach zugesellen? Wir sehen aber oft ganz das Gegentheil. So sah *Bluhm* im Aufange der Epidemie beim gutartigen Scharlach immer einzelne mit der br. Br. (Krankh. zu Reval, p. 18). *Consbruch* im Anfange einer gallichten Epidemie 1788 (l. c. p. 190). *P. Frank* beim inflammatorischen (L. III §. 296). — Warum übrigens aus der Scharlachbräune sich leichter der Brand entwickelt als aus andern, lehrt der Erfahrungssatz: dafs rosenartige Entzündungen leichter als alle übrigen in Brand übergehen. (S. *Hautesierk* Wahrnehmungen p. 19. *P. Frank* Interpr. Clin. Obs. 39.)

Hoffentlich wird diefs genügen, dafs wir in Zukunft die br. Br. nicht mehr für ein Anhängsel des Scharlachs, sondern für eine eigenthümliche Krankheit halten.

Prognosis.

Zuweilen ist die Krankheit so gelinde, dafs sie gar keine ärztliche Hülfe erfordert (*Fothergill* Sämmtl. Schr. 1. p. 300, 315), besonders am Ende der Epidemie. — Dagegen versichert *Bartholin* (Epist. med. Hagae 1740. Ep. 49.

p. 205), dafs sie von 1618 an, in Neapel, Kinder und Erwachsene wie eine Pest ergriffen und getödtet habe. — *Hirschel* und *Neufeld* sahen 3 Kinder eines Vaters in 24 Stunden sterben, nur das vierte konnten sie retten (H. p. 65), und solche Fälle kamen in mehreren Häusern vor. — *Lepecq* fand bei seiner Untersuchung schon 40 Kinder in einem Kirchspiel gestorben. In einem andern starben 3 an einem Tage und 12 lagen noch; in einem dritten wurden gleich 30 Kinder ergriffen, wovon die 4 ersten starben (l. c. p. 533, 34). — *Marteau* (Description des maux de gorge. Introd. p. XX) sah in 40 Häusern eines Dorfes, in einem Winter 42 Kinderleichen. Nach *Wating* starben 1758 zu Pomereuil von 80 Kranken 78 (Gött. gel. Anz. von 1770). — *Fothergill* sah nach 8 — 10 Stunden die Theile des Hintermundes so geschwollen, dafs sie sich berührten, und den Tod schon vor 24 Stunden. — Die, welche den 40sten Tag überlebten, hielt *Aet. Cletus* aufser Gefahr. Aber es erfolgte doch noch der Tod nach 30 bis 40 Tagen unerwartet (*Severin* p. 440). — So sah den späten Tod nach deren Vereiterungen auch *Fothergill*, p. 290.

Je mehr Gift in den Körper dringt, je mehr Schärfen im Körper waren, je mehr Gefahr (*Fothergill* p. 316).

Je mehr Geschwüre, je schwärzere Farbe, desto schlimmer.

Schnelles Aufhören des jauchigen Nasen-Abflusses, oft tödlich (*Huxham*).

Je stärker und anhaltender der Frost im Anfange, je gröfser die Angst, je häufiger das Brechen und Purgiren, und je anhaltender diese, desto gefährlicher (*Grant*).

Schwächliche oder vorher Geschwächte erlagen eher und schneller als Starke (*Fothergill*, *Grant*).

Je feuchter und tief liegender die Oerter, desto gefährlicher (*Fordyce*).

Bei Erwachsenen weniger Gefahr als bei Kindern (*Hirschel*).

Schlimme Zeichen waren: matte Augen, sehr stinkender oder schwerer Athem; Schlafsucht oder Rasereien; fleckiges, blasses, gleichsam schmieriges Gesicht; geschwollner, todtenfarbiger Nacken; sehr schmerzhafte Geschwulst der Drüse unter dem Kinn; marmorirte welke Haut und Muskeln.

Gut war es: wenn der Ueberzug im Halse sich nicht aus einzelnen Punkten ausbildete, sondern auf einmal die Theile bedeckte, hier war er lockerer — wenn die Klagen über Mattigkeit aufhörten — wenn unterdrückte Blutflüsse zurückkehrten etc.

Behandlung.

Zu sehr gewohnt in der Bräune zur Ader zu lassen, und sie als reine Entzündungs-Krankheit zu betrachten, oder selbst wenn man sie für asthenisch hielt, das ungesunde Blut wegzuschaffen, wandten die ersten Beobachter unserer Krankheit auch hier ganz methodisch Aderlässe an. — Aber *Aretaeus* mufs doch schon bekennen, dafs seine Aderlässe bis zur Ohnmacht, manchem tödlich wurden. *Mercatus*, *Severin*, *Bartholin*, *Alaymus*, *Heredia*, *Franz de Romani*, *Garnier*, *Joh. Lange*. Alle liefsen zur Ader. *Sgambatus* verwarf aber schon alle Blutausleerungen, und *Alaymus* liefs nur kleine zu; dafs diese Bedingung nothwendig sey, sahen bald Alle ein. *Forest*, *Brassavola*, und *Amatus Lusitanus*, theilen mehrere Beobachtungen über schlimme Folgen mit, welches auch *Dupuy* in der Epidemie von 1762 bestätigte. *Nooth* liefs einer Frau ℥vjjj Blut ab, aber sogleich sanken Puls und Kräfte so, dafs sie sich nicht wieder erholen konnte. — *Huxham* fand in einigen Fällen im Anfange das Blutlassen nützlich, kann es aber nicht verhehlen, dafs der Puls gleich, besonders bei Wiederholungen ungemein sänke. *Fordyce* meinte: dafs nur höchste Vollblütigkeit bei Erwachsenen dazu bestimmen könne, und folgte so dem *Fothergill*, der es auch nur bei steter Schlaflosigkeit und Irrereden, bei hartem Pulse wollte, und auch selbst hier nur örtlich (p. 255). Ja in der neuesten Ausgabe widerruft er auch dies, indem er p. 303 sagt: Er habe sich im Anfange durch die obbenannten Zufälle verleiten lassen, Blutausleerungen zu verordnen, aber immer mit keinem guten Erfolg, selbst blutige Schröpfköpfe, grofser Kopfschmerzen wegen, an den Hinterkopf gesetzt, wären ohne Nutzen gewesen. Kurz alles was schwäche sey schädlich. — Wer die schrecklichen Folgen unweise angewandter Aderlässe lesen will, den darf man nur auf *Chomels* Diss. sur le mal de gorge gangréneux, Paris 1749, verweisen. Von 8 Kranken, von 2 bis 15 Jahren, kam auch keiner unter 2 bis 8 Aderlässe davon, obgleich er die faulichte Natur des Uebels kannte! vom blofsen Nasenbluten nahm er Indication zu 8 Wiederholungen! Kaum ist es begreiflich, dafs dennoch 3 von diesen Mishandelten genesen konnten! — *Grant* beschränkte die Blutausleerung für die Fälle, wo der Frost nur kurz, die Hitze heftig war, der Puls sehr heftig schlug, die Augen entzündet wurden, und der Patient phantasirte. Er meint das Fieber sey dadurch ordentlicher ausgebildet worden und habe den 7ten Tag aufgehört (p. 48). Aber früh müsse dies geschehen, und immer erst nach Erwägung der vorhergehenden Krankheiten, der Jahreszeit, Epidemie etc., immer mit dem Gedanken: dafs wir es hier wohl mit einer Entzündung, aber nicht mit einem inflammatorischen Fieber zu thun hätten (p. 49). Bei einigen konnte er die natürliche Krise durch Schweifs nicht hervorbringen, wenn er nicht zuvor zur Ader gelassen hatte, wozu die Geschichte eines jungen Mädchens p. 60 den Belag giebt. — Uebrigens ereignete sich der einzige Todesfall unter vielen seiner Kranken nur da, wo er sich durch Entzündungs-Zufälle zu einer 2ten Aderlafs hatte verleiten lassen (p. 70). *Hirschel* sagt: Wenn der Puls im Anfange voll war, liefs ich ohne Unterschied des Alters am Arm zur Ader, wodurch sehr viel zur Verminderung der Entzündung geschah. Wo die Mandeln schon entzündet waren, liefs er an den Froschadern Blutegel setzen, und die Mandeln scarificiren, und dies um so tiefer, wenn schon Brand da war. Zarten Kindern, auch denen, welche keinen vollen Puls und starkes Fieber hatten, liefs er am Kinn Blutegel ansetzen, oder schröpfen, worauf beständig Erleichterung der Respiration zu erfolgen pflegte (S. 82, 83). — Hier mufs man nicht vergessen, dafs in der *Hirschel*'schen Epidemie die Respirations-Wege ganz vorzüglich, und oft früher litten, als die Mandeln selbst, woraus schon immer dringendere Indicationen zur V. S. zu nehmen sind, die dann immer dringender werden, je mehr sich die Krankheit dem rein Inflammatorischen nähert. Solche Fälle sind es dann auch wohl gewesen, wodurch mehrere Franzosen, namentlich *Boucher*, *Raulin*, *D'Arluo*, *Marteau*, zu Empfehlungen der Aderlässe, ja der Wiederholungen bestimmt wurden. —

Ist *van der Monde* auch um so mehr gegen Aderlässe, da meistens nur Shwächliche, Kinder, Frauen oder erschlaffte Männer ergriffen werden, so sehen wir doch auch, besonders durch Ansteckung ganz robuste Männer befallen, und solche Subjecte sind es denn auch wohl gewesen, deren anfänglich harter und kräftiger Puls bei sehr beschwerlicher Respiration den *Alex. Monro* zur mäfsigen Aderlafs, ja zur Wiederholung bestimmten, welches hier eben so gut geschehen müsse, als zuweilen beim Petechien-Fieber. — Aber auch in diesen Fällen ist grofse Behutsamkeit erforderlich! *Chambons* 13jähriges Mädchen hatte anhaltendes Fieber mit heftigem Durst, grofser Hitze, anhaltendem Kopfschmerz, glänzenden Augen, hartem und sehr schnellem Puls. Er sah von 2 Aderlässen nur ganz kurze Erleichterung, und schreibt selbst dem Aderlafs den unglücklichen Ausgang zu (l. c. S. 287 — 92). — Auch *Joseph Plenziz* (der Sohn) liefs sich bei einem 16jährigen Mädchen, weil sie in 3 Jahren schon 3 inflammatorische Krankheiten überstanden, zu 3 Blutausleerungen verleiten; (von deren Wiederholung doch die Mattigkeit, die Ohnmachten, die vorgerückte Krankheit, hätte abhalten sollen!) aber er mufs selbst bekennen, dafs sie nichts halfen, dafs China, Vesicatoria das Beste thun mufsten (Obs. med. 1778 p. 213 — 26). *J. Johnstone* versichert (l. c. p. 390): so lange man häufig zur Ader gelassen, wären viele Kranke gestorben; als man es nicht mehr gethan, sey die Krankheit viel leichter geworden.

Da wir es hier meistens mit Kindern zu thun haben, so werden, nach gehörig abgewogenen Indicationen, auch örtliche Blutausleerungen wohl hinreichen. *Aretaeus* empfahl schon Blutegel, und *Zacutus* (Hist. med. princip. p. 16) sah von ihnen, unter der Zunge angelegt, schleunige Hülfe (p. 83). — *Mead* empfiehlt zuerst allgemeine Blutausleerungen und dann Scarificationen der Mandeln, er nennt sie Unicum remedium, und empfiehlt vier tiefe Einschnitte. — Aber beides müsse früh geschehen, sonst könne leicht der Tod erfolgen (Monita et praecepta, pag. 60).

Blutausleerungen passen nur bei der Angina gangraenosa inflammatoria, und selbst hier nur mit grofser

Vorsicht. — Auch darf man sich hier nicht auf Salmiac und Salpeter verlassen, wenigstens sie nicht lange anwenden, oder, wie *Hirschel* p. 88, nur mit Camphor vor dem Ausbruch des Brandes. Als bestimmt schwächendes Mittel, warnt *Fothergill* sehr gegen den Salpeter. — Das antiphlogistische Verfahren, stark und lange fortgesetzt, machte die Krankheit (*Grant*, p. 70) unordentlich, langwierig und gefährlich.

Da das Fieber und dessen Charakter, womit sich die br. Br. verbindet, immer das erste ist, worauf wir unser Augenmerk richten müssen, so haben wir auch hier auf eine

Angina gangraenosa gastrica

zu achten, so wie sie *Tissot* (Avis p. 146), *Huxham* (p. 112), *D'Arluc* (Rec. periodiq. T. IV. p. 62), *Marteau* (ib. T. IX. p. 145), *Bruning* (Const. epid. Essend.), *B. Rush*, *Lepecq* beobachtet haben. (Die Beschreibung oben.)

Hier sind Brechmittel, als erste und doppelt wichtige Mittel zu empfehlen, theils, weil sie, gleich gegeben, die Ansteckung unschädlich machen, das Uebel im Keimen ersticken können, theils weil sie den Magen und den Hals reinigen, und endlich die Hautkrise, den Schweifs, fördern.

Severin, *Huxham* (Op. III. p. 112), *Sauvage*, *Tissot*, *Quarin*, liefsen gleich mit augenscheinlicher Erleichterung brechen. *Percival* bei allen Kranken. Er fand immer, dafs die Heftigkeit der Zufälle dadurch gemindert wurde. Ja bei einigen wurde die Krankheit ganz dadurch gehoben. *Hirschel* sah gleich davon gute Wirkung (p. 54). — Sie sind in allen Zeiten der Krankheit nützlich, so bald sich Zeichen von Unreinigkeiten offenbaren, sagt *Grant* p. 69. — Diese Zeichen sind aber von denen zu unterscheiden, welche jeder Fieberfrost mitzubringen pflegt. Dies Brechen, diese Angst, diese Schmerzen im Unterleibe, verschwinden, sobald der allgemeine Fieberkrampf aufhört. Dauern sie aber fort, bei unreiner Zunge, unreinem Geschmack etc., dann mufs man nach den Zeichen der Turgescens so früh als möglich ausleeren, besonders wenn der epidemische Charakter gallicht ist. — Häufige Beobachtungen bestätigen die guten Wirkungen der Brechmittel, *P. Frank*, Lib. III. §. 304. — *Lepecq* liefs wiederholt brechen und abführen mit gutem Erfolg. — *Monro* fing gleich mit Brechmitteln an. *Tournefort* in dem Moment, wo die Kranken über Halsweh klagten. — *Thilenius:* Sogleich, obgleich die Epidemie faulicht nervöser Natur war. — *Darwin* will sich nur zu einem Brechmittel verstehen (Zoon. II. 448). — *Fothergill:* Sogleich, als die Kranken über Kopfweh klagen. Es mufs wiederholt werden, so wie man bemerkt, dafs gleichsam Scheidewasser durch den Schlund zum Magen gegangen ist. — Wenn der Ekel fortdauerte, wiederholte *B. Rush* das Brechmittel, welches allemal mit augenfälligen Vortheilen geschah (l. c. p. 170).

Die Auswahl der Brechmittel mufs sich nach Verhältnissen richten. Je schwächer der Kranke, je später in der Krankheit, je mehr mufs man solche wählen, die nicht durchschlagen, weil hier der Durchfall so schädlich ist.

Purgirmittel mufs man mit ungleich gröfserer Behutsamkeit anwenden. *Fothergill* warnt sehr dagegen, meint, dafs sie, wie die Aderlässe schaden, und räth zum reifen Obst und zu Lavements. Kann es indessen gleich Anfangs geschehen, so entnimmt man oft gerade dadurch, das dem Körper, was später, die oft so schädlichen, Diarrhoeen veranlafst. Deswegen eilte *Thilenius,* selbst in der faulicht nervösen Epidemie, dem Brechmittel gleich eine Abführung aus Infusum menthae piper. mit Cremor tartari solubilis und Tamarinden nach zu schicken. *Grant* gab Manna und Tartarus tartarisatus, oder Infusum sennae. — *Mercatus* rühmt von den Abführungen, dafs sie zuweilen allein schon Genesung bewirkt hätten; allein dazu gehörte eine frühe Anwendung, p. 138. Auch *Heredia* rühmt sie p. 102.

Eins der vortrefflichsten Ausleerungsmittel ist hier der Mercur. — Schon *Severin* und *Mercatus* rühmten ihr Bezoardicum metallicum zu 15 bis 20 Gran pro Dosi, welches aus Mercur, Antimonium und Nitrum bestand, und auch *J. Lange* liefs mit Mercur purgiren. — Die Amerikaner waren also nicht die ersten, wie man irrig glaubte, die den Mercur gegen die br. Br. anwandten; indessen verdanken wir ihnen doch, namentlich *Douglas, Colden, Rugden* und *Bayley,* den ausgebreiteteren Gebrauch.

Als Abführungsmittel in unserer Bräune, finde ich

ihn nur von *B. Rush* (l. c. p. 169) angewandt, er setzte dem Brechmittel gleich Calomel zu, und rechnete, beim langsamen Hinabschlucken, auch auf eine den Hals reinigende Wirkung. Den Stuhlgang beförderte es, mit Brechweinstein gemischt, zwei auch drei Mal. — Oeffnete Calomel nicht, so gab er ein anderes gelindes Purgirmittel, wenn es die Verstopfung erforderte. — Unter den Teutschen gab *v. Wedekind* den Calomel in purgirender Form. Nach dem Brechmittel gab er 5 — 10 Gran mit 20 Gran Rhabarber, 3 Morgen hinter einander. Er rühmt, dafs ihm bei dieser Behandlung kein Kranker gestorben, obgleich er das Uebel in seiner ganzen Heftigkeit und zweimal epidemisch beobachtet habe (De morbor. primar. viar. curat. Norimb. 1792. p. 74). Diese Form ist gewifs sehr heilsam, weil man in der Nachwirkung eher Obstruction als Diarrhoe befürchten darf.

Ein anderes vortreffliches Mittel ist hier der Spiritus Mindereri, in so grofsen Dosen gegeben, dafs er milde auf den Stuhl wirkt. Indem er diefs erfüllt, leitet er auch die Krise durch die Haut ein.

Wo man der Schwäche wegen nicht purgiren darf, sucht man in Lavements, täglich eins oder zwei gesetzt, ein Ersatzmittel.

In einer zeitigen Beförderung der Salivation suchten die Amerikanischen Aerzte ein Heilmittel, und gaben zu dem Ende den Mercur während der ganzen Krankheit mit Opium versetzt, damit er nicht anhaltend purgire. *Bayley* rettete auf diese Art 600 Kranke, und *Michaelis* d. ält. lobt diese gute Wirkung aus eigener Erfahrung. *Douglas* hält es für ein Specificum. *Johnstone* meint, es habe mit der so grofsen Heilkraft des Mercurs seine Richtigkeit noch nicht, weil man sich zu gleicher Zeit der Vesicatorien, der Serpentaria, der Senega, der antiseptischen Bähungen und Gurgelwässer auch bedient habe (l. c. p. 400).

Die Beförderung des Schweifses hielt *Grant* für die Hauptsache. Er meinte sogar, da, wo die br. Br. grassirte, sie durch Beförderung des Schweifses verhüten zu können. In der Krankheit selbst gab er die Diaphoretica, wie *Tissot*, nicht eher, als bis der Körper gehörig gereinigt worden, ohne diese Vorsicht brachten sie grofse Beklemmung, ja erstickten. — Aehnlich verhielte es sich, wenn man gleich antiseptisch verführe, ohne zuvor Schweifs erregt zu haben.

Doch mufs diefs kein triefender Schweifs seyn, sondern nur eine 48stündige gelinde freie Ausdünstung. Zu stark und zu lange unterhalten, brachte sie Niedergeschlagenheit, Schwäche, Ohnmachten. Gemeiniglich brach er bei gehöriger Behandlung vor dem fünften Morgen aus, und hob die Krankheit nach und nach. Warmes Bett, Bedeckungen des Kopfes und Halses mit Flanell, Weinmolken mit Citronensaft, oder Gerstenwasser mit Oxymel, und alle 4 bis 6 Stunden folgende Mixtur, bis Schweifs ausbrach, waren seine Mittel. *Rec.* Confect. cardiac. Pulv. contrajervae comp. ā ℈ß. Spirit. Minderer. ʒjj. Aq. Alexiter simpl. ℥jß.

Wenn sich hierbei der Puls härtete, der Athem beklemmt wurde, dann liefs er zur Ader und (S. 97) mit Erleichterung (einem 14jährigen Mädchen 8 Unzen). Dann gab er wieder das Tränkchen und warmes Getränk mit etwas Wein. So wie die Zufälle dabei abgenommen, gab er Rhabarber und Cremor tartari zum Abführen, und dann ein schwaches China-Decoct. So wenig wir die vielen erhitzenden Mittel gut heifsen mögen, welche in der Confectio cardiaca enthalten sind, so hat doch *Grant* zu glänzende Erfolge von seiner Heilmethode gesehen, als dafs eine Angabe hier hätte fehlen dürfen. Den milden Schweifs will er so lange unterhalten wissen, bis der Puls langsamer wird und die andern Zufälle sich mindern (S. 66). Selbst dann mufs noch jede Erkältung sorgfältig vermieden werden.

Huxham versichert, dafs es bei keinem seiner Kranken unglücklich gegangen, wo ein gelinder allgemeiner Schweifs ausgebrochen. Es geschah mit unerträglichem Jucken, welchen der gemeiniglich, selbst bei Kindern sehr übel riechende Schweifs verursachte. Das Fieber wurde stets dadurch geschwächt, der Durchfall gleich gehoben. Er gab Potio Riveri, Spirit. Mindereri, und seine schweifstreibende Chinatinctur, die Pommeranzen, Crocus und Serpentaria enthält. — Bei den wenigen, die *Chomel* rettete, datirte sich die Besserung von der Zeit an, wo Schweifs ausbrach oder befördert wurde.

Auch *Fordyce* preiset die sanften Schweifse sehr, und fördert sie durch sein Serum antisepticum, welches aus 1½ Pfd. Kuhmilch, ½ Pfd. Wasser, 2 Unzen Rheinwein, aus 3 Loth Pommeranzen- und eben so viel Citronensaft besteht. — So rühmt er auch den Spiritus Mindereri mit Liq. anod. m. Hoffm.

Fothergill empfiehlt das Bett und gelind stärkende und diaphoretische Mittel, p. 257.

Severin giebt nach Antimonial-Brechmitteln 15 bis 21 Gr. (Kindern 5 bis 6 Gr.) vom mineralischen Bezoar.

B. Rush versichert, allezeit grofse Erleichterung hervorgebracht zu haben, wenn er kleine Dosen Antimonium mit verdünnenden Getränken und etwas Wein gegeben, und dadurch die Ausdünstung unterhalten habe (l. c. p. 171).

Belebende, stärkende Mittel.

Der Ausspruch *Huxham's* (De Angina maligna, p. 52), dafs in dieser Krankheit weit hitzigere Mittel als in andern Fiebern erforderlich wären, selbst bei sehr heftiger Hitze, und dafs der Puls aufserordentlich sinke, wenn man sie unterliefse, die Angst sich vermehre etc., und dafs er sich selbst nicht entschlossen haben würde, sie bei so jungen Personen zu geben, wenn die Erfahrung nicht ihre Nothwendigkeit gelehrt hätte. — Dieser Ausspruch genügte, um sie allgemein in Gebrauch zu ziehen. Da kamen denn bald in bunten Gemischen folgende Mittel an die Reihe: Crocus, Myrrha, Camphor, Wein, Contrajerva, Confectio cardiaca (bestehend aus Rosmarin, Wachholderbeeren, Cardemom, Zitwer, Safran, Pulv. lap. cancror compositus, Zimmt, Muskat-Nufs, Würznelken und Weingeist) Theriak, Glühwein, Tinctura corticis alexipharmaca etc. etc.

Wir sind aus den Zeiten so gewaltiger Gemische heraus, und unsere einfache Angelica, Serpentaria, Rad. Caryophyllata, Valeriana, Mentha, werden dasselbe leisten, ohne so furchtbar zu erhitzen. — Glauben wir bei höchst gesunkener Lebenskraft mit Erschlaffung, eines sehr scharfen Mittels zu bedürfen, so können wir uns des kleinen rothen oder des Cajenne-Pfeffers dazu bedienen, womit *Stephen* in einer Epidemie zu St. Christophers 1786 400 Kranke glücklich wieder herstellte. Die wässrig gedunsenen

dunsenen Mandeln und Zäpfchen wurden am dritten Tage mit einer weifsen zähen Borke bedeckt, schwarz und stinkend. Nun liefs er zwei Efslöffel voll vom kleinen rothen oder drei vom Cajenne-Pfeffer und zwei Theelöffel feines Salz pulverisiren, und mit einer Pinte Wasser heifs infundiren, und nach dem Erkalten durchseihen, dann setzte er eine halbe Pinte sehr starken Weinessig hinzu, und gab davon Erwachsenen alle halbe Stunden einen Efslöffel voll. Schnellverbreitete sich eine angenehme Wärme und Transpiration über den ganzen Körper, die Decken im Munde löseten sich und es folgte Genesung (Ed. Med. Com. Dec. II. Bd. 2. S. 75 — 79). *Fothergill's* Wein-Molken, oder Wein in Münzen-, Melissen-, Salbey-Thee, werden, wo es Noth thut, beleben. Aber *Darwin* räth schon zu grofser Vorsicht, damit sie durch ihre Reizung nicht noch mehr erschöpfen, und *Fordyce* schien es zu fühlen, dafs man zu viel that, wenn er den Wein nur dann gestatten will, sobald der Schweifs sich zu zeigen angefangen, und nur verdünnt, nur mäfsig, mit Brodtrank, Sago, Reis, und wenn er dann warnend hinzufügt: Man mufs ja nicht zu oft mit Arzneien einstürmen, sie nicht alle 3 Stunden, Tag und Nacht geben, als ob die Natur keine anderen Getränke und Ruhe gebrauchte!

Als grofse Antiseptica empfahl man nun auch noch die China, die Mineral- und vegetabilischen Säuren.

Die China nannte *Johnstone* ein herculeum remedium. — *Wall* (Gentlem. Magaz. 1751) wollte blofs die Petechien damit heben, aber so wie sie, schwand auch die gleichzeitig vorhandene brandige Bräune. — Es giebt aber der Anpreiser zu viele, als dafs ich sie alle nennen könnte! hier nur die, welche besondere Anwendungsregeln gaben: *Monro* sagt, die Krankheit mag ihren Anfang genommen haben, wie sie will, so mufs man, nachdem die gastrischen Zufälle beseitigt und der Puls weicher geworden, sobald sich Geschwüre und Borken im Halse zeigen, gleich grofse Dosen geben. Nach seinen häufigen Erfahrungen, sey sie das vorzüglichste Mittel. Er verband sie mit Mineralsäuren und Cardiacis, bei erschöpfenden Durchfällen mit Opium. Bei Kindern mit Milch und Zucker, oder alle 3 Stunden ein Lavement, wozu 3 Quentchen China genommen. Dies auch bei Erwachsenen, wenn sie nicht schlucken konnten. Dies that auch *Fothergill*. Jungen Kindern liefs er alle 6 Stunden eins setzen, welches aus 6 — 8 Loth Fleischbrühe bestand, worin 2 — 3 Quentchen vom feinsten Chinapulver abgerieben waren. Er versichert, viele dadurch gerettet zu haben, wo nur noch wenig Hoffnung übrig war. — Erwachsenen gab er alle 2 — 3 Stunden ½ Quentchen Pulver in 3 Loth Decoct, p. 256. — Auch *Meyer* in Wien gab sie in Lavements und auch innerlich mit Moschus. — Bei der Kranken, deren Geschichte er mittheilt, datirt sich doch aber erst die Besserung von höchst stinkenden Stühlen, dem anfänglich ganz gallichten Charakter der Krankheit gemäfs. — *Grant* säumte bei Schwachen nicht damit, aber nur, wenn gereinigt und Schweifs bewirkt war, gab er alle 6 Stunden 3 Loth Decoct mit 10 Tropfen Salzgeist. — *Stoerk* liefs ℥ß Extract mit ℥X Fliederwasser, ʒjß guten Oesterreichschen Wein und 30 Tropfen Spiritus sulphuris p. campan. und ℥ß Syrup gemischt, alle 2 Stunden zu ʒjj nehmen, und sah es danach bald besser werden. Heilte 3 Kranke in 16 Tagen. Als preisende Observatoren s. *Percival* (Essays Med. Vol. 1. p. 375), *Goch* (Cases and practical rem.), *Penrose* (Diss. on the infl. gangr. p. 22), — *Hirschel* (p. 88, 89), *Thilenius* gleich nach den Reinigungen. *Fordyce* fand, dafs sie nur selten so gute Dienste leistete, als seine Molken und Spiritus Mindereri. Man reiche sie gewöhnlich zu hastig, oder setze sie noch fort, wo die Haut trockner würde, und harte und schwarze Zunge ihre Schaden deutlich zeigten! Er läfst 2 Unzen eines starken Decocts auf einmal mit 5 Tropfen Spiritus salis nehmen, und nach Umständen wiederholen, nur ja nicht Tag und Nacht!

Die Mineral-Säuren.

Schon *Severin* wandte das Acidum sulphuris und salis an. *Sgambatus* das Oleum vitrioli, cum succo plantaginis. Auch *Huxham*, *Stoerk*, *Hirschel* empfahlen die Schwefelsäure. *Starr*, *Fordyce*, *Grant* die Salzsäure.

Von Säuren überhaupt sahen guten Erfolg: *Boerhave* (Prax. med. p. 299), er bediente sich des Essigs mit gutem Erfolg. — *Osterdyck Schade* (Inst. med. pr. p. 132). —

Lepecq (l. c.) unter allen Gestalten. — *Thilenius* gleichfalls zum Trinkwasser. — Sie sind zur Kühlung vortrefflich, und passen gleich da, sowohl wo man in andern Bräunen Salpeter, Salmiac anwenden würde, als da, wo schon wirkliche Fäulnifs eingetreten ist. Man mufs sie aber recht eingehüllt geben, weil sie sonst zu viele Schmerzen verursachen.

Aeufsere Reizmittel. Blasenpflaster.

Ob man sie legen solle, darüber sind die Aerzte noch uneins. *Heredia, Sgambatus, Fothergill, Fordyce* beobachteten gar keinen Nutzen. — *Grant* liefs sie bei sehr bedeutenden Hals-Zufällen, unter die Kinnlade, von einem Ohr zum andern legen. — Wurden *Chomels* Kranke auch nicht dadurch gerettet, so wurde doch das Schlucken danach leichter. — *Cullen* versichert, dafs sie bei grofsen Geschwülsten die innere Entzündung sehr verminderten. — *Hirschel* hielt ohne Furcht vor Brand, die Wunden einige Tage offen, weil er von der Menge stinkender Unreinigkeiten, welche ausflofs, Nutzen erwartete. — *Huxham* legte sie dann mit grofsem Erfolg um den Hals, wenn die Hals- und Ohrdrüsen schwollen. — *Monro* wollte sie bei Ohnmachten etc. zur Belebung der Kräfte auf Arme und Nakken gelegt wissen, glaubte aber: dafs sie bei guten Kräften die Zufälle nur vermehrten. — Gewöhnlich wandte man sie nur mit mancherlei andern Mitteln zugleich an, konnte also nicht genau über ihren Nutzen entscheiden. — Nur eine Beobachtung von ihrer alleinigen Anwendung finde ich und theile sie mit, weil sie entscheidend für den Nutzen der Vesicatorien ist. „Ein angestecktes Dienstmädchen konnte schon am 3ten Tage kein Getränk ohne Zurückwurf mehr herunter bringen. Am Eingang des Schlundes safs ein runder Brandschorf von schmutzig weifser Farbe. Sogleich legte *Pouteau* ein 2 Zoll breites und 4 Zoll langes, mit Canthariden-Pulver bestreutes Vesicator in die Gegend des Kehlkopfs, und liefs es 24 Stunden liegen. Nun schluckte sie schon weniger schwierig, und den Tag darauf schon ganz frei ihre Fleischsuppe mit Reis. Den dritten Tag lösete sich die Borke, und einige Tage darauf war der Schlund rein und schön roth (l. c. Obs. 1)." — Hier war die Krankheit durch Ansteckung entstanden, der ergriffene

Körper also noch kräftiger, die Säfte nicht zur Fäulnifs geneigt, sonst dürfte ein so langes Liegen des Vesicators leicht den Brand bewirkt haben. Zu blofsen Röthungen der Haut rathe ich nicht; sollen sie helfen, so müssen sie auch kräftig wirken.

Wer Versicatoria fürchtet, kann würzige Umschläge um den Hals machen, oder Bähungen von Camphor-Geist und Essig, oder Naphthen einreiben, oder reizende Salben, flüchtige Linimente, und dadurch nach aufsen zu leiten suchen. *Darwin* räth 2 — 3 Gran China oft in den Mund zu nehmen, damit sie dem Speichel zugemischt, die absterbenden Theile oft reize (p. 449). *Percival* räth Chamillen und China mit 2 Quentchen Campher-Pulver, oft erneut, um den Hals zu legen.

Aeufsere, theils die brandigen Geschwüre reinigende, dem um sich Greiffen wehrende und die Heilung befördernde Mittel.

Der Spiritus salis acidus hat sich nach *Fordyces* Anpreisung durch seinen Nutzen bei den berühmtesten Aerzten Eingang geschafft. *Grant, Stoerk, Hirschel, P. Frank, Meyer,* alle wenden ihn theils zum Pinseln, theils zum Gurgeln an. Er verordnete 30 Tropfen auf 3 Unzen Rosenhonig und liefs damit den Hals recht fleifsig pinseln. Die Kranken verlangten es selbst wieder, und nannten es belebend (p. 143, 235). *Grant* nahm auf eine Unze 20 Tropfen; so scharf kann dies Mittel aber höchstens angewandt werden, wenn die Geschwüre noch sehr unrein sind. — *Hirschel* scarificirte erst, und pinselte dann die Stellen mit Alaun-Auflösung und Sp. salis. — *Meads* Lob dieser Scarificationen ist schon oben angeführt. Dagegen will *Goch* (Med. and Chir. Observations, Lond. 1773) Schaden davon beobachtet haben.

Man bediente sich ferner der Decocte von Althaea, Agrimonium, Virgaurea, Contrajerva (von dieser letztern versicherte *Mercatus* p. 138, dafs sie alle übrigen an Wirksamkeit überträfe), der Rosen, des Wegerichs, der Granat-Blumen, des Guajacs, der China, der Arnica, der Feigen. Von der Arnica rühmt *Scheidemantel,* dafs sie mit Malven abgekocht und mit Salmiak und Honig eingespritzt, ganz besonders viel Schleim ausgeleert habe.

Man gebrauchte Auflösungen des Arseniks, des Grünspans (*Heredia*), der Bleimittel. Bei diesen mufs ich verweilen. *Darwin* lösete 6 Gran Bleizucker in 2 Loth Weinessig auf, und berührte dann die Geschwüre damit, wenn sie zuvor mittelst eines Schwamms abgetrocknet waren. — *Hamilton* d. j. liefs nicht nur gurgeln mit 20 Gran Bleizucker auf 8 Unzen Wasser, sondern gab auch Blei innerlich, um die Entzündung schnell zu beschränken und die krankhafte Absonderung zu mindern, weil er glaubte, dafs durch Resorption die Athmungsnerven feindlich ergriffen, und dadurch der so schnell tödliche Zustand des langsamen Athmens herbei geführt würde. Der 4jährige Knabe mufste alle 3 Stunden eine halbe Unze von 8 Unzen Rosenwasser nehmen, worin 8 Gran Bleizucker aufgelöset waren, und dem er noch 40 Tropfen Mohnsaft (etwa Laudanum?) zugemischt hatte. Einen Tag um den andern gab er dabei Ricinus-Oel. — Diese Mittel machten nicht die geringsten Beschwerden, die Ränder des Geschwürs zogen sich allmählig zusammen, die Geschwulst verminderte sich, und in 17 Tagen war der Kranke genesen. Er hatte darin in stets geringeren Gaben und längeren Zwischenräumen 24 Gran Bleizucker genommen. —

Alaun-Auflösungen preiset vorzüglich *Darwin*. Er liefs 1 Loth in einer Pinte Wasser auflösen und etwas erwärmt sanft einspritzen. Nichts verbesserte so schnell den faulen Geruch. Man mufs es oft wiederholen, wenn das Kind nur nicht zu sehr davon angegriffen wird (p. 449).

Auflösungen des Schwefels und Vitriols, des Eisenvitriols, der Myrrhe, des Bolus. — So wandte man nun auch mancherlei Dämpfe, von Bernstein, von Wasser und Essig, fixe Luft, Salmiac-Spiritus etc. an, und wählte von diesen Mitteln aus, was man pafslich hielt, um zu erweichen, Schärfe zu corrigiren, oder zu heilen. In der Entzündungs-Periode z. B. Weinessig, 3 oder 4 Efslöffel voll auf eine Pinte Gersten- oder Salvey Decoct. Saft von Granat-Aepfeln, Maulbeer-Syrup.

Zur Reinigung der Geschwüre Alaun, Schwefel und Salz-Geist etc. Zur Heilung Bernstein, Myrrhen.

Die Gurgelmittel wendet man immer vorher an, ehe etwas genossen werden soll, damit die Jauche nicht in den Magen gelange. Spritzt man ein, so müssen 5 bis 6 Sprizzen voll hintereinander genommen, und dies 3 Mal des Tages wiederholt werden.

Man schlug auch vor: dafs man die Borken mit den Fingern oder Instrumenten ablösen solle. Aber es ist immer schädlich (*Fothergill* p. 309). *Heredia* versichert: dafs immer der Tod darauf erfolgt sey (S. 109). *Chomel* suchte sie los zu stofsen, es verging aber darauf dem Patienten die Sprache, es folgte Todesangst und Tod. Wo eine gesessen, kam eine neue hervor und der Brand drang dann noch tiefer ein.

Sind die Borken abgefallen, dann Bestreichungen mit Quittenschleim, mit Emulsio Gummi arabici, Milch, Leinsamen-Decoct. Die speciellere Anwendung mehrerer der genannten Mittel, ist oben schon (s. über zurückbleibende kleine Geschwüre) gelehrt worden.

Diät.

Frische, aber nicht kalte Luft. Reichliche, stärkende Nahrung, aus Milch, Hühnern. — Stete Reinlichkeit des Mundes und Rachens. — Früh zu Bett, langes Verweilen darin, warme Decken; nur erst beim Nachlafs Wechseln der Wäsche, aber doch noch immer im Bett. — Erkältung bringt sonst Durchfall. Vorsichtige Befriedigung der grossen Neigung zum Fleisch. — Zum Getränk dünne Panade, mit Habergrütze, etwas Wein und Zitronen-Saft. Pflaumen- und Kirschsuppen. — Oft Johannisbeeren und Kirschen, um den Mund abzukühlen, auch anderes reifes Obst. — Die *Fothergill*'schen Wein-Molken. — Die *Grant*'schen waren weit stärker, sie bestanden zur Hälfte aus Spanischem Wein. — *Darwin* räth auch zu Limonade, Eis und Brod-Pudding. — Mit Vitriol-Säure gesäuertes Zucker-Wasser liebten (nach *Hirschel*) die Kranken sehr.

Angina exanthematica.

Diese mit Ausschlägen verbundene Bräune, nimmt gewöhnlich die Natur des begleitenden Fiebers an. Indessen hat sie doch auch Eigenthümlichkeiten. Z. B. im Scharlach zeigt sich leicht neben den Schling-Beschwerden und stetem Bedürfnifs zum Niederschlucken, eine Trocknifs im Hintermunde, weil man den innern Umfang desselben mit einzelnen rothen Flecken besäet findet, welche die Mündungen der Speicheldrüsen, welche sich dort öffnen, verschliefsen, die Parotis vicariirt deswegen leicht, schwillt, ja vereitert wohl gar. Jene rothen Flecken sind nichts anders als der Scharlach selbst, denn man sieht es später sogar, wie sich Zunge und Gaumen abschälen (*Storch* vom Scharlach, 1742 p. 215). Deswegen werden Zunge und Hals zuweilen im Verlauf so empfindlich, dafs nicht einmal Maulbeersaft und Quittenschleim ohne Ungemach verschlungen werden können, und deswegen auch Brechmittel in diesen Fällen vermieden werden müssen, weil die Kranken ihre Wirkung kaum ertragen können. — Zuweilen habe ich in ganzen Epidemieen höchstens kleine Drüsen-Geschwülste entdecken können, und *Albers* in Rehburg so geringe Halsbeschwerden, dafs man es gar nicht Bräune nennen konnte. — In den höheren Graden offenbart sich überall Schärfe in den Säften, der Speichel greift die Mundwinkel an, die Nase, die Ohren sondern eine scharfe, ihren Umfang und ihre Umgebungen roth machende, Flüssigkeit ab. Diese Schärfe haucht selbst der Athem mit aus. *Nolde* sah in einem Hause, worin ein Kind das Scharlachfieber hatte, ein anderes Kind und 3 Erwachsene, welche den Scharlach schon gehabt hatten, die Bräune mit Schwämmchen bekommen (l. c. p. 576). Ein merkwürdiges Beispiel erzählt *G. K. Neumann* (Aufs. u. Beob. für Aerzte p. 284) von sich selbst. Der Athem eines bald Sterbenden erregte, tief in seinem Halse, augenblicklich einen stechenden Schmerz, schon nach 10 Stunden hatte er Fieber, alle Halsdrüsen schwollen, und gingen zum Theil in Eiterung (Ausschlag erschien nicht, denn er hatte den Scharlach schon im 13ten Jahre gehabt). — Die meiste Zeit beginnt die Krankheit mit stechenden Schmerzen an einer Seite des Halses, neben dem Larynx, die Geschwulst der Mandeln ist grofs, so dafs sie sich zuweilen berühren, sie haben, wie die hinteren Schlundmuskeln eine dunkelrothe (*de Haen*) oder blaubräunliche (*Thilenius, Neumann*) oder violette (*Horn*) Farbe, gerade so, wie die

Rose. — Wenn *Neumann* aber als etwas characteristisches bei der Scharlach-Bräune festsetzt: dafs das örtliche Leiden dem Fieber immer voraufginge, oft ein bis 4 Tage, bei andern Bräunen hingegen, das Fieber zuerst und die örtlichen Zufälle später erschienen; so stimmen viele Beobachtungen damit gar nicht überein. *Rolfink* berichtet schon 1699 von einer inflammatorischen Bräune: *Febris non antecessit inflammationem, sed sequuta est* (Consil. med. p. 382). Dasselbe beobachtete *v. Swieten* (Const. Epid. p. 179). Ferner *Sims* in der epidemischen Bräune, die er 1767 beobachtete. — Umgekehrt finden wir in der Scharlach-Bräune der *Neumann*'schen Behauptung ganz entgegengesetzte Beobachtungen: bei *Riepenhausen* (l. c. p. 42), bei *Thilenius*, bei *de Haen* (Rat. med. T. VI. Cap. VII. §. 1), bei *Ranoe* (l. c. I. p. 297), bei *Bleicher* (*Horn* Arch. 1810 2. Bd. p. 116), bei *Johnston* (l. c. 5. S. 363), bei *Grundmann* (vom Scharl. S. 5, 6), bei *Stark* (Klin. Instit. 1789 p. 57), bei *P. Frank* (l. c. p. 87), bei *Plenzitz* (l. c. p. 84) und in den Act. med. Berol. Dec. I. Vol. II. p. 20. — Diefs sind nur die Beobachtungen die mir am nächsten zur Hand liegen, und die ich noch sehr häufen könnte, wenn sie nicht genügten, jenen Grundsatz *Neumanns* zu widerlegen.

Dankbar ist es überall anerkannt, dafs unser *Stieglitz* die älteren Grundsätze, über Behandlung des Scharlachs und der damit verbundenen Bräune wieder hervorhob, und dadurch das unsinnige, *Brown*'sche Oel ins Feuer giefsen, verdrängte! auf seine Schrift verweise ich hier ganz, und erlaube mir nur in Rücksicht unserer Bräune einige Bemerkungen.

Dafs wir den Fieber-Character überall berücksichtigen und danach die Behandlung einleiten müssen, versteht sich! aber vergessen müssen wir dabei nie: dafs sich im Scharlach eine Schärfe entwickelt, die so grofs ist, dafs sie auch in nicht mehr Empfänglichen feindlich auf die Halsdrüsen einwirkt, dafs es also bei der Behandlung vorzüglich darauf ankömmt, alle Excretions-Wege offen zu erhalten.

Grundmann (l. c. p. 43) versichert, dafs Brechmittel im Anfange gegeben, immer den sonst oft sehr schlimmen Hals verhütet hätten, und *Lentin* (1. Bd. p. 236 etc.) sagt bei Beschreibung der rein gallichten Epidemieen: ohne Ausleerung der Galle, wurden Scharlach und Hals-Entzündung viel heftiger.

Riepenhausen (De morb. epid. Götting. Halae 1766. p. 48) rühmt den wohlthätigen Einfluſs eines gekochten Urins im ganzen Verlauf, auf die Gelindigkeit der Krankheit, und fügt hinzu: *urina cruda aquosa quae persistens, anginam tonsillas in tumorem elatas, comites semper habebat. Contra cocta, neque angina, neque tumidae tonsillae, sed, si quid hujus generis symptomatum aderat, tantum raucitas cum difficultate deglutiendi observabatur.* — Grund genug, daſs wir auch diese Ausleerung und ihre milde Beförderung immer im Auge behalten.

Ferner haben die Wohlthätigkeit, nicht stürmischer und wäſsriger, sondern breiartiger Diarrhoeen, und des milden Speichelflusses, den verdienten *Riepenhausen* auf den Gebrauch des Mercurs geleitet, und er empfiehlt ihn als ein Specificum. *Thilenius* fügt hinzu (l. c. p. 44): wenn beim bösen Scharlach die Bräune brandig zu werden drohete (welches sich, schon nach *Grundmanns* Beobachtungen: durch eine brennende Hitze des Athems offenbart), übertraf der Mercur, mit Opium versetzt, meine Erwartungen. Je eher Salivation erregt werden kann, desto besser.

Endlich hat *Waldschmidt* (*Baldingers* N. Mag. 6 Bd. p. 274) beobachtet: daſs alle die glücklicher und sicherer durchkamen, welche Geschwüre am Halse, unter den Armen etc. bekamen. Sie hoben alle schlimmen Zufälle. — Ein Belag zu der Wohlthätigkeit der Vesicatorien. *Inter topica omnium optimum effectum vesicatorium cervici applicatum, et ad minimum per spatium octo dierum in suppuratione alitum, si propter aetatem fieri poterit, praestitit* (*Riepenhausen* p. 50). *Escher* (Diss. sist. Porphyrisma an 1788 in Helvetia observatum. Tubingae 1789) rühmt ihre Anwendung zur Befreiung des Halses sehr, auch *Ranoe* giebt ihnen groſses Lob. Rubefacientia thaten im nervösen Charakter mehr, als innere treibende Mittel. Am besten über dem inneren Knöchel des Oberschenkels. Keine Stelle ist für den Reiz empfänglicher und zum Verbinden besser.

Die Salzsäure hat sich auch hier als äuſseres Mittel

sehr nützlich bezeigt. *Fr. Wendt* (Annalen, Heft 1 S. 35) versichert damit in 24 Stunden alles gehoben zu haben. Aber ja mit äufserster Vorsicht, und in so kleinen Portionen, dafs nichts hinunter geschluckt werden kann.

Wie nothwendig die frühen Oeffnungen bei Vereiterungen nach aufsen sind, zeigt die *Bicker*'sche Beobachtung (Samml. auserl. Abhandl. für pr. A. IX. 157), der scharfe Eiter hatte hier die Halsader durchfressen und tödliche Blutung erregt.

Angina intermittens.

Dafs die Bräune auch den aussetzenden Fieber-Charakter annehmen könne, ist aufser Zweifel. — Bei *Barbette* (Op. omnia, Genevae 1688. p. 87) finde ich die erste Beobachtung dieser Art: *Aesculapii quidam filius, plethoricus, obesus, laborabat synanche, sibique statim jussit venam secare, statimque post poterat deglutire, et ideo assumpsit purgans, a quo bene habuit et per multas horas quievit. — Sequenti die recidivam passus iterum instituit venaesectionem, iterumque habuit melius, et ambulando loquebatur libere. — Altero mane dum se putaret sanum, intra bihorium suffocatus periit.* — So wie *Barbette* beim entzündlichen, so beobachtete *Rush* den intermittirenden Charakter bei der typhösen Scharlachbräune. Er sagt (l. c. p. 171): War der böse Hals mit einem Wechselfieber verknüpft, so wurde die Fieberrinde mit Vortheil gegeben. — Ich selbst habe in meinem Werke über den Croup, Bd. 2. p. 229, eine Beobachtung mitgetheilt, die den intermittirenden Typus der Bräunen unbestreitbar zeigt. — *Stieglitz* macht in der Recension in der Hallischen A. L. Z. p. 400 die Anmerkung dazu: Es sey ein grofser Mangel, dafs ich nirgends im Werke besonders von dieser Art Bräune geredet habe. Er hat es aber nur übersehen, dafs ich zuerst im Capitel vom Verlauf, Bd. 1. p. 65, vom intermittirenden Croup redete, und *Boek, Salomon, Autenrieth, Hecker* d. ä. und *Portal* als Beobachter nannte. — Dafs ich ferner S. 98 meine 14te, 16te, 24ste, 26ste und 35ste Observationen als mehr oder weniger, die 27ste, 28ste, 29ste, 30ste und 31ste als stark intermittirende genannt, und auch hier wieder andere Beobachter aufgeführt habe. — So wird man auch S. 144 finden, dafs ich vom intermittirenden Croup, wie bei kalten Fiebern rede. — Auch *Jurine* beobachtete so bestimmte Anfälle mit Frost, mit Bodensatz im Urin, die sich auch beim zweiten Tertiananfall wieder fanden, dem sich auch Schweifs zugesellte (Preisschr. S. 66, 67). — Einen im eigentlichsten Sinne intermittirenden Croup mit Tertian-Rückfällen, wiewohl er ein krampfiger genannt wird, beobachtete *Stiebel* (Beobachtungen, S. 94 — 102).

Hat man bei diesen intermittirenden Bräunen den allgemeinen Indicationen Genüge geleistet, und kehrt sie doch zurück, dann mufs man nicht säumen, die China anzuwenden, die sich bei *Rush* und *Stiebel* bewährt zeigte.

Angina aphthosa.

Haben Schwämmchen auch in der Regel ihren Sitz auf der Zunge, der innern Seite der Wangen und der Lippen, so zeigt doch schon ihre Verbreitung durch den Darmkanal bis zum After hinab, dafs sie auch den Hintermund ergreifen müssen, worin man denn auch die kleinen weifsen oder gelblichen Pusteln oft in grofser Zahl sehen kann, die, wenn sie platzen, kleine Linsen, grofse, runde mit rothen Rändern umgebene Geschwürchen bilden, welche ein so heftiges Brennen verursachen, dafs jeder Genufs von Nahrung vermieden wird. — Zuweilen fliefsen die kleinen weifsen Flecken, womit die Schwämmchen auch wohl ohne Blasen entstehen, zusammen, und bilden breite Flecken, als ob Milch auf der Zunge läge, aber die Zungenwärzchen sehen noch daraus hervor. So ist auch zuweilen der Gaumen und der Hintermund weifs überzogen. — Dieser Zustand kann ohne Hülfe mehrere Wochen anhalten. — Zuweilen sind die Schwämmchen bleifarben, schwarz, verbreiten einen üblen Geruch, fressen um sich, entzünden Schlund und Luftröhre, und tödten dann gewöhnlich. — Aus den Vorboten und den begleitenden Zufällen erkennt man diese Schwämmchen-Entzündung, und setzt ihnen (meistens die antigastrische) die bekannte Heilung entgegen. Kaum möchte ich eine Bräune trennen, die man, ohne Grund, Angina herpetica nennt, denn sie ist gewifs nur eine leichte Art der Schwämmchen, ist der vorigen sehr ähnlich. *R. Willan* über die Krankheiten in London, schildert sie uns p. 67. Auch hier gehen gastrische Zufälle vorher. Nach einigen Tagen dieses Fiebers, wird der Hals rauh, das Schlucken schwer, schmerzhaft. Am dritten Tage kommen am Zäpfchen, den Mandeln etc. kleine wässrige Bläschen, am vierten und fünften Tage kommen Haufen von herpetischen Pusteln im Munde und zuweilen auch an den rothen Theilen der Lippen. Am sechsten und siebenten wird die Flüssigkeit in den Bläschen gelblicht, sie öffnen sich, und das Fieber legt sich. Am achten und neunten heilen die Geschwürchen im Halse, die runden Blattern an den Lippen bekommen kleine Schörfe, die bald abfallen, und so ist die Krankheit, ohne weiteres Uebelbefinden, gehoben.

Angina venerea.

Gewöhnlich gehen venerische Local-Geschwüre vorauf, bevor Mandeln, Zapfen, Schlund, Gaumen, meistens nur einzeln, ergriffen werden. Sie werden dunkelroth, schwellen oft stark an und das Schlingen macht Brennen. Dann zeigt sich ein Pustelchen oder eine ganz flache Erosion, gleichsam liserirt, woraus sich dann bald die kleinen runden, weifsgrauen Geschwüre bilden; sie sind von schmalen, rothen, immer hart anzufühlenden Rändern umgeben. Allmählig dringen sie tiefer ein, werden unförmlicher im Ausbreiten, machen wenig Schmerzen, geben dann aber den, vom Kundigen gar nicht zu verkennenden Geruch, der ganz vom faulichten abweicht. Diese Geschwüre steigen nun zur Nase, zum Gaumen hinauf, zerfressen die Knochen, und machen dünnen, übel riechenden Abflufs aus der Nase, keinen Speichelflufs.

Zuweilen sitzen die Schanker so tief im Schlunde, dafs man sie nur mit Mühe sehen kann. Die Schlingbeschwerden und der Geruch machen zuerst darauf aufmerksam, so auch eine lästige Dürre im Munde und wässrige Schaumbläschen ganz hinten auf der Zungenwurzel. Mercur ist hier das Hauptmittel, aber die Heilregeln werden im Capitel von den venerischen Krankheiten gegeben.

Angina mercurialis.

Am hängenden Gaumen, an den Mandeln offenbaren

sich, nachdem bleiche Röthe und Brennen vorauf gegangen, kleine Geschwürchen, die den venerischen sehr ähnlich sind, d. h. einen Speckboden haben, etc. Aber sie greifen oft noch schneller um sich, mehr in die Tiefe, als Breite, bekommen dann ein aschgraues Ansehen, wie gekautes Löschpapier, wie ein trockner Pilz, und ganze Stücken von diesen gefühllosen zerstörten Massen werden ausgeworfen. Wo diese Stücken abgestofsen sind, sehen die Stellen noch eben so grau aus, und in den Rändern ist wenig Leben. Sie entstanden nach zu raschem Quecksilber-Gebrauch, besonders nach Sublimat, oder nach unterdrückter Salivation. Sie verschlimmern sich nach Quecksilber. Es zeigen sich anderweitig am Körper auch Geschwüre, namentlich am behaarten Theil des Kopfs. Je nachdem sie nun die Umgebungen der Rima glottidis angreifen oder zum Rachen hinab steigen, wie ich das einmal beobachtet habe, entstehen Husten, Beschwerden beim Schlingen, Zurückwurf der Speisen und damit eitriger Auswurf.

Diese Bräune entsteht oft, ehe man es sich versieht, nach wenigen Granen Quecksilber, besonders bei scorbutischen. *Lentin* sah nach ℨjj Quecksilbermoor, unvorsichtig genommen, eine so heftige Entzündung entstehen, dafs der Kranke starb. Ich habe selbst im Sppl. Bande zu *Lentin's* Beiträgen, p. 70, einige Beobachtungen ähnlicher Art angeführt.

Dieser Bräune vom Mifsbrauch des Quecksilbers räth *Reil*, S. 400, Aderlässe, Blutegel, gelinde Abführungen, laue Bäder, Schwefel, Camphor, Opium, entgegen zu setzen. — Die ersteren pafsten doch wohl nur bei einer lebensgefährlichen Entzündung, und Opium würde die Ausleerungen hemmen, die man doch hier so gern sieht. Hier pafst gleich eine gute Abführung, z. B. Infusum sennae, mit Polychrestsalz, Schwefelmilch mit calcinirter Magnesia oder Schwefelleber, Calx antimonii sulphurata. — Hier passen dann, beim Uebergang in Geschwüren, Mineralsäuren und China innerlich und äufserlich; bei langer Dauer Seebäder.

Angina arthritica.

Statt der Beschreibung hier eine sehr genaue Beobachtung *Acrels*, die ich in *Pettersons* Diss. de ang. arthr. Upsaliae 1793 p. 4 finde. — Ein laute lebender, viel sitzender, 50jähriger, der aufser Hämorrhoidal-Beschwerden gesund war, bekam eine leichte Bräune, die er vergebens 8 Tage hindurch mit Hausmitteln behandelte. Nun wurde das Schlucken schwer, er bekam nicht selten brennende Schmerzen, und Stiche, wie mit vielen Nadeln in den Faucibus, und stete Trockenheit in denselben. Die Stimme war etwas heiser. Morgens wurde zäher Schleim ausgeworfen. Die Fauces waren weifsröthlich, doch ohne alle Geschwulst. Dabei Abendfieber und Reizhusten. Aderlässe, Salz-Abführungen, Epispastica, Vesicatoria in dem Nacken waren fruchtlos angewandt. In der 3ten Woche dachte *Acrel* an die Gicht, liefs Abends ein Fufsbad mit schwarzer Seife nehmen. In der Nacht erfolgte Schauer, Hitze, leichtes Delirium, und Morgens ein so heftiger Schmerz im Fufszehen, als würde er mit einer glühenden Kohle gebrannt, und Röthe und Geschwulst gesellten sich hinzu. Auf der Stelle wurden die Halsbeschwerden gemindert, und immer mehr, je mehr das Podagra zunahm, so dafs die Angina in 2 Tagen ganz verschwunden war. Merkwürdig war es: dafs als der Kranke nachher regelmäfsig alle Frühjahr und Herbst das Podagra bekam, sich jeder neue Anfall durch eine leichte Angina ankündigte.

Zweimal sah *Acrel* die gichtische Bräune mit Lähmung, atonisch bei 70jährigen Greisen. Einer hatte in den Mitteljahren das Podagra, nachher nicht wieder, — bei dem andern konnte man das Gichtische nur aus der Lebensart abnehmen. Bei beiden obiger Anfang mit Schlingbeschwerden, Stechen, Trockenheit, kaum Röthung, keine Geschwulst. Die Schlingmuskeln versagten zuletzt ganz ihren Dienst. Alles, besonders Fluida kehrten durch Mund und Nase zurück. Die Lähmung ergriff auch die Uvula, sie sank zur Glottis herab und erregte so oft Husten. Nach einigen Monaten Schwämmchen und Tod.

Mehr über diese Gicht und über ihre Behandlung s. unter Arthritis. — Vergleiche *v. Geuns* Preisschrift de deglutitione difficili.

Angina rheumatica.

Man sieht nichts im Halse, trotz der heftigsten Schmerzen beim Schlingen, als geringe Röthe, zuweilen nur streifig, jenem gar nicht entsprechend. Der Sitz der Schmerzen ist vorzüglich im Saum des Veli palatini, weil sich der Rheumatismus nur auf Membranen ablagert. Deswegen leidet nun auch der hintere Theil der Zunge, und daher verhindertes Sprechen. Gegen Abend Verschlimmerung. Das bei andern Bräunen günstige Zeichen, die Theilnahme des innern Ohrs an dem Schmerz des Halses ist hier gar nicht zu bemerken. Warme Milch, oft in den Mund gehalten, lindert, Gurgeln vermehrt den Schmerz. Meistens ist dabei die Zunge feucht und rein, der Puls klein und krampficht. Die Dauer weit über den Eiterungs-Termin hinaus. Auch äufserlich Schmerzen, im Nacken, am Halse, in den Schultern. — Entstehung wenn andere Rheumatismen verschwinden. — Viel Sarsaparillen-Decoct zur Unterhaltung reichlicher Ausdünstung. — Mercur innerlich und äufserlich. Das Unguentum neapolitanum z. B. täglich zu ℈j mit ℈jj Ung. album camphoratum und 2 Gr. Opium in das Kinnbacken-Gelenk. Vergl. *Lentin*, Suppl. 1. p. 61; *Nolde*, l. c. p. 293 (er fand Borax und Rosenhonig mit Chamillen-Extrakt zum Gurgeln gleich sehr wohlthätig); *G. E. Stahl*, Obs. clin. p. 73; *J. Ch. Stark* (Clin. Inst. p. 100).

Angina Phthisicorum.

Wie Schwämmchen.

Angina haemorrhoidalis, menstrualis.

Eine Frau welche seit dem Aufhören der Menstruation besonders an Haemorrhoiden gelitten, bekam die Bräune, ohne weitere Anschwellung, als dafs die Uvula mehrere varicöse Gefäfse zeigte. Die Schmerzen wechselten mit Schmerzen im Kreuz und Ano. Diaphoretica, Vesicatoria halfen nichts. Cremor tartari und Schwefel verstärkten gleich das Drängen im Ano, und im gleichen Maafse verlor sich das Hals-Leiden. Ein Blutabgang aus der Vagine hob das Uebel ganz. — Nachdem die Regeln 8 Wochen ausgeblieben, bekam ein 30jähriges Mädchen die Bräune, sie verlor sich aber schon den folgenden Tag, als sich die Regeln wieder einstellten.

Synon. Lat. *Angina*, von Angere, ersticken, Angor faucium. *Pruna*, s. Prunella, weil ein Brennen, gleichsam wie von einer Kohle, vorhanden ist. *Istmitis.* Griech. *ἄγχω*, von strangulo, suffoco oder von *ἀγχόνη*, ein Strick, weil die Kehle gleichsam zugeschnürt wird. Deutsch: die Bräune, der häufigen braunen Farbe im Halse wegen. Andere meinen der oft vorhandenen braunen Farbe des Gesichts wegen. — Hals- und Kehl-Geschwulst. — Er hat es im Halse. — Hals-Geschwür. — Kehlsucht. — Die niedergeschoſsne Huck. Engl. *Sore throat. Squinancy, Squinsie. Quinsy.* Franz. *Angine. Mal de Gorge. Esquinanie. Prunelle.* Niederländ. *Keelonsteeking; Kwaade Keel; Worg; Worggezwel; Worgeuvel; Worgkeel; Bruine; Squinantie; Strotekliers; Zérekeel.* Dän. *Halsbetaendelse; Halspine; Halsvee; Halsbrynde; Halssyge.* Schwed. *Halsjuka; Halstüppa; Halsbrand.* Isländ. *Kverka bolga edr mein. Hülsbolga.* Italien. *Angina; Mal di gola; Schienanzia; Scheranzia; Scremenzia; Inflammazione della gola; Mal di canna.* Span. *Mal de garganta; Gar. otillo; Esquinencia.* Portug. *Dor da garganta; Garrotilho; Esquinancia.* Poln. *Czpoka upadmenic; Garla bolenie.* Ungar. *Toreckgyeck.*

Lachte schon *Galen* über den Unterschied, den man zwischen Cynanche und Synanche, zwischen Paracynanche und Parasynanche machen wollte, so würde es uns noch weniger ziemen, wenn wir uns bei solchen Kleinigkeiten aufhielten.

Wer viel Gelehrtes über die Namen der alten Zeit lesen will, ja sogar: daſs die deutsche Sprache älter sey, als die Griechische und Lateinische, und daſs wir den Namen: Angina, von dem altdeutschen Anigung oder Engung ableiten müſsten, den verweise ich auf *H. W. v. Westhoven* de Angina. Lemgoviae 1718. p. 16.

Berlin, gedruckt bei A. Petsch.

FSC
www.fsc.org
MIX
Papier | Fördert gute Waldnutzung
FSC® C083411

Zeitfracht Medien GmbH
Ferdinand-Jühlke-Straße 7
99095 Erfurt, Deutschland
produktsicherheit@kolibri360.de